XINZHI

Isoldens Liebestrank
Aphrodisiaka in Geschichte
und Gegenwart

Author: Claudia Müller-Ebeling, Christian Rätsch
Title: ISOLDENS LIEBESTRANK-Aphrodisiaka in Geschichte und Gegenwart
Copyright © 1986 by Kindler Verlag GmbH, München
Published by permission of Rowohlt Verlag GmbH, Reinbek bei Hamburg

伊索尔德的魔汤

春药的文化史

[德]克劳迪亚·米勒－埃贝林、克里斯蒂安·拉奇 著

王泰智、沈惠珠 译

生活·讀書·新知 三联书店

Simplified Chinese Copyright © 2013 by SDX Joint Publishing Company.
All Rights Reserved.
本作品中文简体版权由生活·读书·新知三联书店所有。
未经许可，不得翻印。

图书在版编目（CIP）数据

伊索尔德的魔汤：春药的文化史／（德）克劳迪亚·米勒－埃贝林，克里斯蒂安·拉奇著；王泰智，沈惠珠译. —北京：生活·读书·新知三联书店，2013.4（2021.4 重印）
（新知文库）
ISBN 978－7－108－04320－7

Ⅰ.①伊… Ⅱ.①米…②拉…③王…④沈…Ⅲ.①性－文化史－研究 Ⅳ.① C913.14

中国版本图书馆 CIP 数据核字（2012）第 250797 号

责任编辑　徐国强
封扉设计　陆智昌　朴　实
责任印制　卢　岳

出版发行　生活·讀書·新知 三联书店
　　　　　（北京市东城区美术馆东街 22 号 100010）
网　　址　www.sdxjpc.com
图　　字　01-2018-6269
经　　销　新华书店
印　　刷　北京市松源印刷有限公司
版　　次　2013 年 4 月北京第 1 版
　　　　　2021 年 4 月北京第 5 次印刷
开　　本　635 毫米×965 毫米　1/16　印张 15.25
字　　数　160 千字　彩插 16 面
印　　数　20,001－23,000 册
定　　价　35.00 元

（印装查询：01064002715；邮购查询：01084010542）

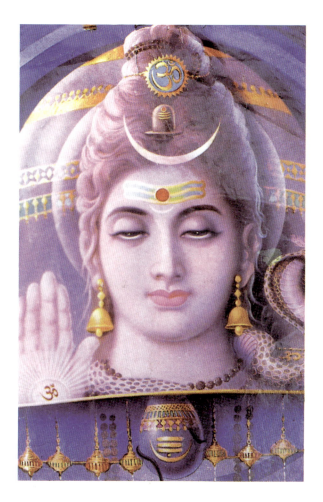

▲ 印度湿婆神的现代圣像，作为林伽，即神圣阴茎表现出来。根据传说，湿婆为瑜伽之神、性爱之神和幻药之神。他是宇宙之男性主创神。瑜伽派和苦行派又称其为善人商羯罗。他以林伽形状表示男性的性力，穿越创世的阴茎。并不是所有印度人都崇拜这个多功能的神灵。某些清教徒派别对它并不认可。在坦陀罗经中，湿婆是完美的男性神，资深的坦陀罗教徒在情色活动中会变成湿婆，从而返回原始状态。（克里斯蒂安·拉奇摄）

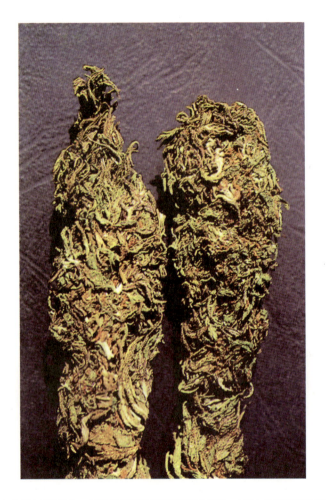

▲ 印度大麻的干花。大麻是湿婆信徒和坦陀罗派的仙草。大麻九千年前就开始被种植，是人类最古老的植物之一。上图显示的干花，有40厘米长，大约重1盎司。尼泊尔卡斯基省的朝阳山坡上，种植的大麻11月后可以长到6米高。这个地区的人说，是慈悲的湿婆神把创造力赋予了吸食大麻。它的花为湿婆的祭品，要在其鲁姆烟管中吸食，并当作催欲药使用。（克里斯蒂安·拉奇摄）

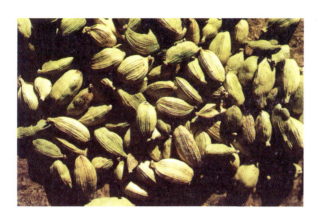

▲ 小豆蔻是印度的一种调味剂，其催欲作用得到普遍承认。"磨成粉状的小豆蔻子粒，少许加入牛奶中煮，并以蜂蜜增甜，可有效地治疗夜里失忆、阳痿和早泄。但人们估计，过量服用小豆蔻会引起阳痿。"一杯浓咖啡加入少许小豆蔻粉，具有兴奋和壮阳的作用。（克里斯蒂安·拉奇摄）

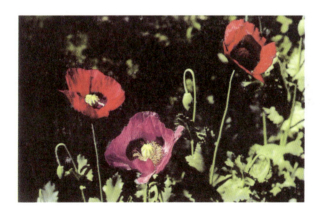

▲ 罂粟的粉红至紫红色的花朵，与野生的虞美人的橘红色花朵在大小和柔嫩程度上都有不同。这种一年生的植物来自亚洲，在我们这里是观赏花。这种植物中有乳白色的液汁，可治疗伤口，加速伤口的愈合。它含有鸦片精，可从中提炼鸦片。鸦片本身具有麻醉和致幻品质。但少量服用，特别与大麻、曼陀罗和其他调味剂合用，同样具有强烈刺激作用。

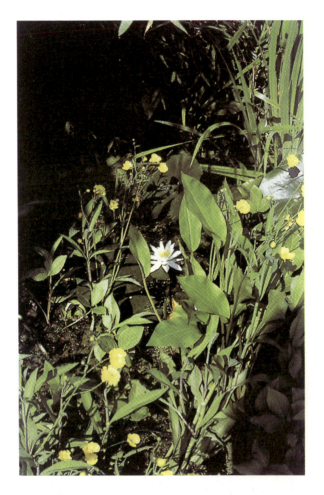

▲ 独活草（Levisticum officinale）是12世纪从波斯引进欧洲的一种植物品种，一直被看成是催欲药、药品和调料。此种多年生长在半阴状态的植物，在民间口头上被称为新根、爱茎或欢乐草。植物的各个部分，特别是根部含有香精油（主要是酞）、各种维生素、香豆素、苦味剂和转化糖。一种用根茎制成的汤剂（每250毫升水放两调羹，慢火煮10分钟）可作用于肠胃和生殖器部位，增加下腹部血流量，有助于消化，消除腹胀和利尿，并有助于缓解痛经。在民间医药中，爱茎还是治疗阳痿的药品（故此名）。从前，如果主妇在饭食中加入大量爱茎调味，就意味着给她的男人一个信号，要在夜里进行床笫之欢。

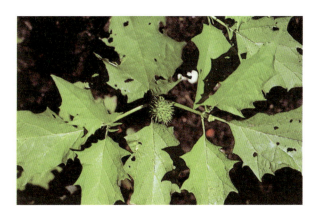

▲ 本地曼陀罗（Datura stramonium），各个部分，特别是子粒均可入药。因为此种植物是强劲的催欲药，所以常被认为是女巫的魔药。主要有效成分东莨菪碱，曾被纳粹用作"测谎药剂"，现代医学和精神病学把它当作"化学紧身衣"使用。1—3微克剂量即可使人陷入朦胧状态。难道东莨菪碱是这种著名催欲植物所含唯一有效成分吗？吞食其种子超过0.3克即可中毒。（克里斯蒂安·拉奇摄）

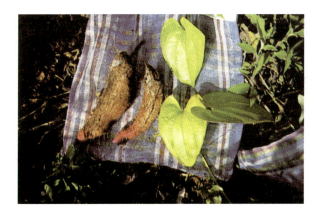

▲ 很多植物均含有天然激素，与人体内的激素类似或相同。植物激素有时会对人产生强烈作用。像黄体酮或者雌激素一样，它也会对女性性欲和月经周期发生影响，并具有避孕效果。在男性身上，会抑制性欲或者甚至导致女性化。从山药里可以合成黄体酮。罗素·马可（Russel Marker）教授在20世纪40年代有了这个发现以后，口服避孕药的历史就开始了。在中国的《本草纲目》中认为，山药粉可以治疗阳痿。（克里斯蒂安·拉奇摄）

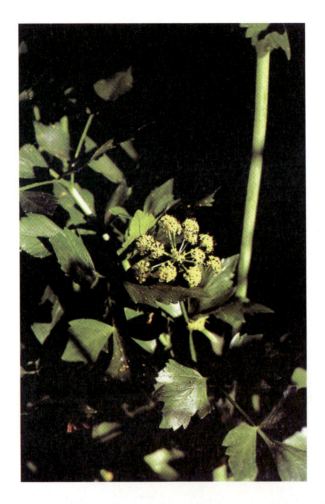

▲ 生长在沼泽和湖泊中的本地白睡莲（Nymphea ampla 及 Nymphea alba），在欧洲民间医药中，被当作清凉剂和收敛剂，所以也被当作制欲药物。其花朵具有麻醉和致幻作用，埃及祭司和玛雅魔法师用其制造幻觉。根据德国民间信仰，人们用其花朵——或当作护身符或当作魔汤——保障爱情幸福、情侣安康和财源茂盛。为此，必须在满月之夜采摘花朵："摘取花朵时必须十分谨慎，而且要把耳朵用棉花堵住，因为水妖们会设法阻止盗窃行为。水妖们在采摘者接近花朵时，会唱起美丽的歌谣麻醉盗窃者，把他们拉入水中。"

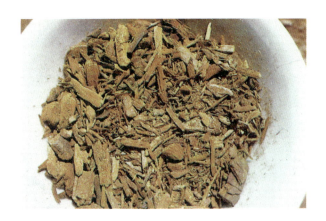

▲ 非洲育亨宾（Corynanthe yohimbe=Pausinystalia yohimbe）皮碎片可能是最强劲的天然催欲药了。这种可长到 30 米高的树生长在西非，在那里被称为壮阳木。尽可能长时间泡制的树皮汤剂（每人 2 克）具有强烈的催欲效用，可使阴茎持久勃起，增加阴道分泌物，并为意识打开淫乐大门。树皮也用于治疗月经不调、前列腺和膀胱疾病。在兽医学中，育亨宾可使疲弱的种牛立即恢复能力。

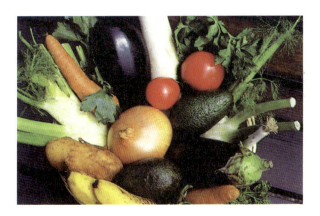

▲ 很多蔬菜和水果都具备可点燃爱欲的名声。特别是生吃，按照民间的说法，具有人们期待的催欲力量。营养学家研究发现，特别是这些蔬菜维生素和矿物成分确实对人的健康和正常身体功能具有积极的影响。很多西方科学家怀疑"真正"催欲药剂的存在，但却强调均衡的健康营养，有利于性欲的保持。特别是食品中的维生素 A 和维生素 E 以及微量元素铁、磷和锌。（克里斯蒂安·拉奇摄）

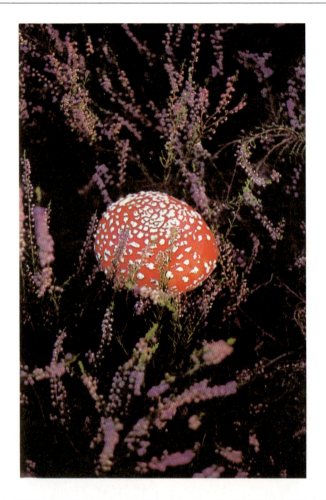

▲ 几乎遍布全世界的蛤蟆菌（Amanita muscaria），是一种充满传奇的植物。它的出现影响了很多民族，点燃了人们的想象力。不少北方欧亚民族都把它看成是催欲药，看成是神灵的肉体，是一种仙药。戈登·沃森（Gordon Wasson）估计，蛤蟆菌就是当年雅利安人的摩苏草，而约翰·阿利格罗（John Allegro）认为，在原始基督教中，曾存在秘密蛤蟆菌崇拜。食用蛤蟆菌可以获得大力神般的力量。墨西哥的印第安人萨满吸食干蛤蟆菌加土烟草（Nicotina rustica），以便能够保持预言能力。很多嬉皮士食用二三只干蛤蟆菌，就可以经历美妙的性欲梦幻。蛤蟆菌中毒是很少见的，而且有 95% 最终自愈。"带着梦幻期望食用蛤蟆菌，会得到舒服的感觉。"——最新的毒菌标准手册里是这样说的。（克里斯蒂安·拉奇摄）

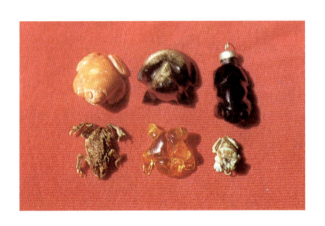

▲ 来自墨西哥的蟾蜍护身符。在西班牙殖民前时代，巨型海蟾蜍是奥尔梅克人和玛雅人的神兽。在塔瓦斯科、乌苏马辛塔和科苏梅尔诸岛上，考古挖掘中发现了成百件祭祀陪葬用的蟾蜍护身符。这些蟾蜍的确切用途，至今只能猜测。可以肯定的是，在祭礼中饮用的汤剂是具有致幻作用的。今天，墨西哥还利用蟾蜍在甘蔗园里除虫。在很多地区仍然出售的蟾蜍状护身符，是用绿宝石、琥珀、干兽骨、黑曜岩和红石灰石制成：见上图自左向右。赠送这样的护身符为表达爱情。为充分享受它，只能相信蟾蜍会使佩戴者产生爱欲和放纵的力量。

从蟾蜍皮脂腺分泌的汁液，其主要的成分是蟾毒色胺。这种物质也包含在蛤蟆菌中。它与人体重要的神经传递素羟色胺类同，可以由人体自主产生。这种轻度的神经影响素蟾毒色胺，是蟾毒的催欲功效的主要来源。（克里斯蒂安·拉奇摄）

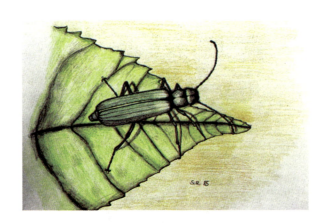

▲ 世界上最著名的催欲药大概要算是斑蝥了。它是一种地胆科昆虫，来自南欧、北非和小亚细亚，其干虫称为斑蝥素。这种被碾成粉末的昆虫，早在古罗马时期，就知晓其催欲功效，甚至引发求雌狂现象，大剂量服用——如2—3克虫粉，或4—8克斑蝥素——甚至会导致死亡。斑蝥的兴盛时期为中世纪。它不仅被宫廷的御医作为治疗阳痿药物所推荐，同样，阿拉伯和南欧的炼丹术士也服用这种强力的物质。在普通百姓中，它同样为人所知和惧怕，也是某些女巫汤剂和迷幻膏剂的组成部分。根据奥托·施托尔（Otto Stoll）的说法，在近代，斑蝥也是"不良的欧洲商人不顾其剧毒性质而作为催欲药运往欧洲以外地区，从而被中东和非洲人以及印第安人所使用"。

在上个世纪，它还是吉卜赛人喜爱的催欲药："匈牙利南部吉卜赛人，阳痿时用南瓜瓤饮用驴奶，吃涂有兔油和斑蝥粉的面包。去年——1890年——曾发生过一个吉卜赛人因经常食用这种食品而精神失常。"（参阅 Wlislocki 1891）20世纪50年代，在德国的农村药店里，还能买到这种晒干的昆虫。现在，大多数欧洲国家和美国，均禁止交易这种可疑的催欲药，但北非和墨西哥，这种交易仍然兴盛。（克里斯蒂安·拉奇绘）

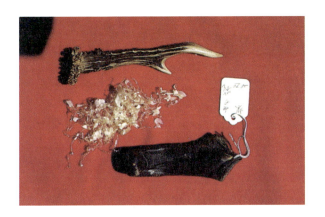

▲ 中国药店中出售的最有效的春药，当属鹿鞭和完整或削碎的鹿角。鹿鞭：越大越好，但越大也越贵，每只可达 1500 美金。削碎和干燥的鹿鞭，必须碾成粉末，然后制成膏丸，每日服用。削碎的鹿角同样每日服用。此种药物只能男人服用。女人如服，则会男性化。图中所展示的春药，来自美国旧金山唐人街中药店。（克里斯蒂安·拉奇摄）

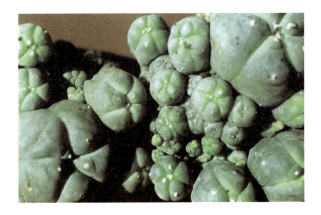

▲ 生长在墨西哥北部沙漠的神圣老头掌。古阿兹台克人就已奉为神品。至今还是很多印第安人的圣餐。（克里斯蒂安·拉奇摄）

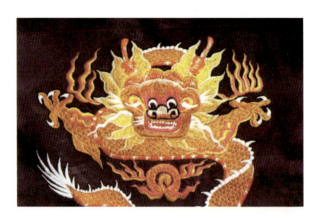

▲ 当代刺绣上的中国龙。连接天（阳）地（阴）的飞龙，佩戴一颗含有天人合一能量的珍珠。龙和珍珠都是"内丹"的象征，即性力交换的象征。在西藏和道教中，龙是全真的象征。对中国人来说，龙并不是神话生灵，而是现实。还在本世纪初，中国的药店里还出售所谓的龙齿和龙骨，作为包治百病的药物和催欲药。（克里斯蒂安·拉奇摄）

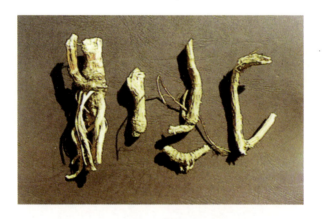

▲ 牛防风是根据超人赫丘利而命名的——拉丁文为 Heracleum sphondylium。谁要是服用了用这种植物的根制成的爱药，就会获得这位古希腊神话巨人的力量。在欧洲民间药典中，牛防风被法国草药医生莫里斯·梅赛盖（Maurice Messegue）称为最温暖的催欲药和补药而推荐。根据药理学化验，牛防风中发现有呋喃香豆素——一种诱发皮炎的物质。（克里斯蒂安·拉奇摄）

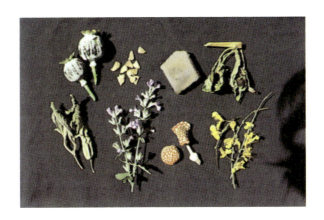

▲ 自左至右：生鸦片——从其种壳中可提炼罂粟碱；南美曼陀罗树种子；摩洛哥大麻；颠茄的干叶和果；南美曼陀罗树的干叶和花蕾；本地薄荷花；蛤蟆菌和染料木花，干燥，野生状态。这些植物产品过量服用，会产生意外的恶果。（克里斯蒂安·拉奇摄）

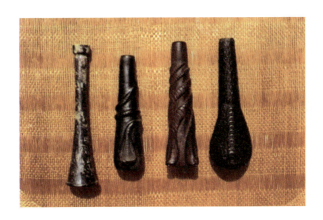

▲ 被称为其鲁姆的四种吸烟管，来自尼泊尔和北印度。其鲁姆实际是湿婆神阴茎形象林伽的一种显示。围绕林伽的蛇，展现了昆达里尼女性的性力。右边的其鲁姆具有眼镜蛇的形象，是一个充满昆达里尼力量的象征。中间的两支，相当于经典的湿婆林伽形象，作为女性性力的蛇激活存在于林伽中的男性创造力。左边的一支表现湿婆神的圣草曼陀罗花，它本身就象征着林伽和男性的性力。（克里斯蒂安·拉奇摄）

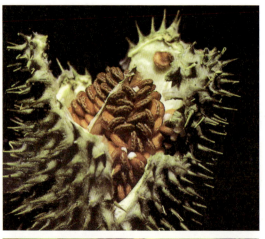

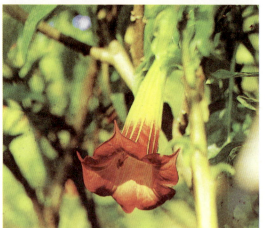

▲ 曼陀罗和木本曼陀罗,在很多印第安文化中都是神圣的,均作为万能的催欲药使用。

a. 曼陀罗的种子为高效物质。服用合适的剂量,可产生强烈的大多为性爱内容的幻觉。在墨西哥是最著名的催欲药。最好的方法是吸食。根据阿兹台克人的文字,在梅斯蒂索人的文化中被称为圣托罗阿彻(Toloache)。

b. 开红花的木本曼陀罗(Brugmansia sanguinea)来自南美山区。当地人用其叶子和种子制作通伽汤(Tonga),萨满饮用后将进入另外的世界,可以与死者和幽灵沟通,为患者治病。

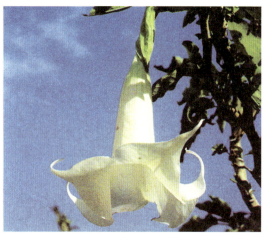

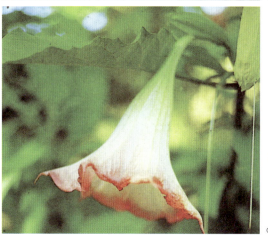

▲ c. 香曼陀罗（Engelstrompete）的下垂白花的芳香，据说具有强烈的催欲功效。这种植物在中南美洲作为爱药吸食，并与城市"巫术"联系在一起。

d. 被称为坎帕纳（Campana）的曼陀罗树不是野生。它被很多印第安人种植，因为其功效在乡土医药中甚受重视。它的干树叶单独或与黄色烟草混在一起作为催欲药吸食。其花朵可为同样目的冲茶饮用。（克里斯蒂安·拉奇摄）

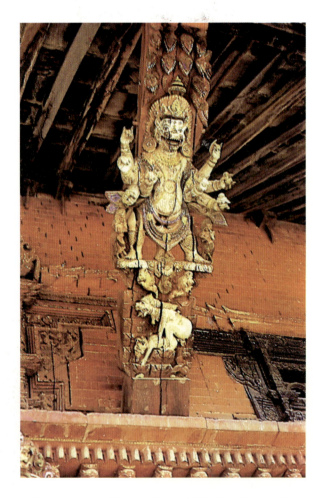

▲ 加德满都附近尼泊尔古帝都帕坦，供奉湿婆的神庙塔顶梁上的一幅情色雕刻。这座神庙内部供奉着一个巨大的林伽，许多湿婆教徒、性力派、禁欲派和瑜伽派前来拜祭。由于性爱归属神灵范畴，所以没有人会对天体交媾和性欢愉产生反感。男女在祭礼上的交合——相当于灵肉结合——在那里属于宇宙之原始体验，是一种神秘经历，并导致对世界的最高认知。（克里斯蒂安·拉奇摄）

新知文库

出版说明

在今天三联书店的前身——生活书店、读书出版社和新知书店的出版史上，介绍新知识和新观念的图书曾占有很大比重。熟悉三联的读者也都会记得，20世纪80年代后期，我们曾以"新知文库"的名义，出版过一批译介西方现代人文社会科学知识的图书。今年是生活·读书·新知三联书店恢复独立建制20周年，我们再次推出"新知文库"，正是为了接续这一传统。

近半个世纪以来，无论在自然科学方面，还是在人文社会科学方面，知识都在以前所未有的速度更新。涉及自然环境、社会文化等领域的新发现、新探索和新成果层出不穷，并以同样前所未有的深度和广度影响人类的社会和生活。了解这种知识成果的内容，思考其与我们生活的关系，固然是明了社会变迁趋势的必需，但更为重要的，乃是通过知识演进的背景和过程，领悟和体会隐藏其中的理性精神和科学规律。

"新知文库"拟选编一些介绍人文社会科学和自然科学新知识及其如何被发现和传播的图书，陆续出版。希望读者能在愉悦的阅读中获取新知，开阔视野，启迪思维，激发好奇心和想象力。

生活·讀書·新知 三联书店
2006年3月

特里斯坦咏叹调

啊,赞美你,魔汤!
赞美你,琼浆!
我赞美你的法力,
庄严而高尚!
它穿过死神之门,
流进我的心房。
放纵而宽广,
贴紧我的胸膛。
我仿佛在梦寐中苏醒,
来到夜幕下的神奇天堂。

——理查德·瓦格纳(Richard Wagner)

目　录

第一章　文明与性爱　　　　　　　　　　　　1
　文化传承与科学实验　　　　　　　　　　　3

第二章　文明古国的另一面　　　　　　　　　9
　向你致敬，商羯罗！　　　　　　　　　　11
　天赐魔汤：苏摩酒　　　　　　　　　　　15
　性力派经典：坦陀罗　　　　　　　　　　20
　《阿输吠陀》与藏医药　　　　　　　　　25
　中国春药：青春之剂　　　　　　　　　　31
　古埃及：萨堤罗斯之欲　　　　　　　　　38
　催欲药和酒神狄俄尼索斯　　　　　　　　41
　纵情声色的罗马人　　　　　　　　　　　50
　阿拉伯之夜与天国玉人　　　　　　　　　53

第三章　炼丹与巫术　　　　　　　　　　　61
　爱情魔法　　　　　　　　　　　　　　　63
　绞架精灵与情爱牢笼　　　　　　　　　　68
　禁忌之血　　　　　　　　　　　　　　　78
　媚药菲特　　　　　　　　　　　　　　　80
　从家常药到医疗保险　　　　　　　　　　84

第四章　非洲梦幻　　　　　　　　　　　　91
　俾格米人的手指　　　　　　　　　　　　93
　爱神埃苏丽和壮阳木　　　　　　　　　　97

第五章　充斥药品的新大陆	103
从詹姆斯敦到卡斯卡拉	105
魔草之国	110
神界灵草	115
真谛之饮	118
高根老妈和四方风	122
第六章　永恒的爱之夏	127
印第安医药的发现	129
花的力量	133
第七章　神圣与世俗	139
附录	143
神奇的嗅觉和迷人的芳香	145
制欲药与催欲药	159
催欲类植物一览表	164
坐椅上的冥想和实地考察	188
环境保护还是心境保护	191
参考书目	194
鸣谢	233

第一章
文明与性爱

人类有史以来就渴求两个问题的答案：
"生命的意义和目的是什么？"
"催欲的良药又在何方？"
——杰克·马戈利斯（Jack S. Margolis）、
　理查德·克洛菲纳（Richard Clorfene）著
《野草园》（*Der Grassgarten*）

文化传承与科学实验

虚无做出了决定，要"我"变成它。

——哈特穆特·吕施（Hartmut Rüsch）

中世纪，性爱药品被看作是圣安东尼对人们贪欲的考验。但在理查德·瓦格纳的歌剧中，它则变成了乌托邦的归宿。催欲药——作为促进和提升性欲满足的用品——不论过去和现在，都与性爱本身一样，早已成为道学礼制的牺牲品。对它的褒贬毁誉，甚至连使用的词语，古今都没有什么变化。

欧洲历史上传播的各种性爱药品，不胜枚举，而其中最富神奇和充满理想色彩的，莫过于伊索尔德的魔汤了。可惜的是，它的配方没有流传下来；某些资料猜测，它可能完全来自植物。

在瓦格纳心中，伊索尔德的魔汤就是他精心设计的一座乌托邦。一种为自由人打造的庆典和梦幻。瓦格纳的魔汤其实既不想缔造爱情，也不想促进性欲——它只是一味催化剂，一款媒介。他想用魔汤使心中隐匿的欲望之花得以绽放，扫除爱恋中的人们周围的社会和文化屏障。饮一口被调换了的魔汤——原本是与爱人双双殉情的毒药——立即把饱受压抑的人们送上了通往乌托邦之路。他们早已在爱恋中结合，但只有魔汤才使他们浑然一体。魔汤就是一味催化剂，充分显示了很多催欲药和性爱药品的典型作用。它们让人体潜在的欲望得以实现：那就是性爱欢愉和做爱能力。

然而，在现代医学看来，这样的药物是根本就不存在的。唯一的例外就是育亨宾，不少医生认为，它是唯一的真正催欲药。人们常常把催欲药和治疗性功能障碍的药物混为一谈。因而，育亨宾虽主要被当成催欲药使用，但现代医学也为生理性阳痿开此药治疗。某些药剂，如多巴胺，可用于治疗神经中枢障碍引起的生理性阳痿症状，但对健康的男性却没有任何其他作用，所以也从不当作催欲药使用。

育亨宾是从非洲育亨宾树（Corynanthe yuhimbe）的树皮中提炼出的一种生物碱，这种树也被当地人称为壮阳木。用这种树皮的提炼物，作为催欲药，给非洲人带来了莫大的好处。使用者充满激情的表述，无不包含无限的生活欢乐。那么，到底谁说得对呢？对现代医学来说，性生活中应该关注的，只不过是性交频率、血压变化、脉搏加速、勃起速度、精子含量等因素，而不是性爱体验、主观快感和身心陶醉，即把性爱的情感因素一律排除在外。因此，那些只是对主观感觉起作用的药剂，也就排除在"医学认可"的范围之外了。

本书并不想站在现代医学观点上，去展示其他文明地域作为催欲药所使用的植物、动物和矿物制品，然后以讥笑的口吻去考证那些"蒙昧人的迷信"。我们的意图是，尝试去描述这些药物在文化层面上的使用情况。

本书将会经常使用性爱魔法和性爱药物等概念。在古老的年代和很多文明地域，性爱药物和催欲药常常是等同而不加区别的。如果说有区别，或许也只是："催欲药促进纯肉体快感，而性爱药物则是促进精神和灵魂的幸福结合。"（参阅 Gifford 1964：130）

在对本书材料的加工过程中，我们发现，在某些文明地域对催欲药的定义中，存在细微的差别，而且准确地划定其作用部位。催欲药的作用不仅是强化和提升性欲，它还能改变人的性经历意识。正如辛辣的菜肴可以改善味觉能力一样，迷幻药物同样可以扩展人的意识范畴。人类的意识，是可以通过不同的物质有目的地加以改变（精神类药物）、扩展（迷幻类药物）、或者暂停（麻醉类药物）的。性活动或者性感受，同样可以通过不同的物质加以改变（兴奋剂）、扩展（催欲药）、压抑或者制止（制欲药）。由于不同的人对同一种药物反应不尽相同（例如一种毒品），所以，即使公认的催欲药所含的物质，其作用也是不尽相同的。某些物质可以在某些身体部位引发兴奋，即产生冲动，同时也会在性行为中出现快感的变化和扩展。某些物质会提升被忽略的性感部位的敏感度，提升性快感和发现新的性刺激点。

244 Calaminthæ genus.
Katzen Müntz.

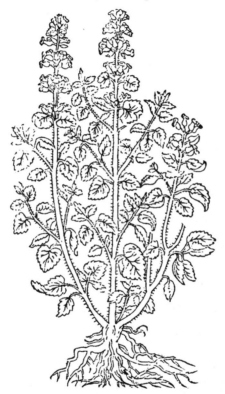

假荆芥（Calaminthae genus）不仅对人有反应，对猫同样产生魔幻作用。受到吸引的猫，会在其中嬉戏，直到最后发情。薰衣草（Lavandula angustifolia）据说对大型猫科动物：狮、虎、豹等，具有同样的效果。假荆芥和薰衣草在某些地域也认为对人有促进性欲的作用。

作为催欲药所使用的物质，对性状态会产生下列变化或作用：

——提升一般性欲

——提升阴茎勃起能力

——增加阴道分泌物

——增大阴茎

——紧缩阴道

——提升精子产生量

——制止早泄

——延迟高潮时间

——制止高潮时同时射精

——普遍放松下体

——对肛门部位的作用

——提高皮肤的敏感度

——提高触摸感

——延长高潮时间

——超越高潮

——精神激动

——产生爱感

——丰富主观性爱感觉

——改变性意识

——消除拘谨

——促进生育能力和选择性别

自世纪更迭时起，在性科学文献中，习惯把催欲药分为四大类。(参阅 Stoll 1908：924，Marcuse 1923：25)

1. 食品（牡蛎、块菌、肉类等）。

2. 嗜好品（调料、可可等）。

3. 毒物（花萤、乙醚等）。

4. 巫术用品（月经血、阴毛等）。

如果对不同文明地域进行比较，那么上述分类就没有什么意义

PRIMUS ORDO
COLLECTARUM
PLANTARUM
AVTVMNALIVM

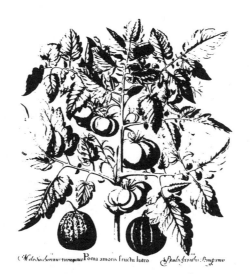

番茄，来自阿兹台克语的"tómatl"。早在进入欧洲初期，就被当成催欲药物，被称为情爱苹果。在它们的家乡新大陆只是作为干燥的玉米薄饼的配菜和作料。估计鉴于番茄的稀有和昂贵，或者其红色而圆润的情色外表，所以被认为具备可以助长情爱欢愉的品质。时至今日，新榨制的番茄汁加以人参，仍被认为具有催欲的作用，例如在安地列斯群岛。不仅番茄在他们的配方里被当作催欲之物，而且很多异国的调味品、蔬菜和水果，如马铃薯、胡椒、茄子同样受到这样的重视。

了。因为在不同地域，对各种物质的定性是完全不同的。然而，我们对不同文明地域进行比较时，却也发现有一系列物质，被普遍当作催欲药使用，例如，大麻类制品、很多茄科植物（曼德拉草、天仙子、曼陀罗）、酒精、含育亨宾的物质（育亨宾树、白坚木、乌鲁芬草、长春花和山秆麻）、若干调味品（香草、生姜、肉豆蔻）、蛤蟆菌和月经血。很多从海外引进欧洲的调味品和嗜好品，常常被看成是催欲药物。据说，桂皮、胡椒、丁香花干和豆蔻种子，只是因为它们内藏有特殊的力量才进口欧洲的。而东印度公司则被人称为"快活营养品仓库"。像茶叶、咖啡和可可都被看成是催欲药，它们的进口往往和暗娼行业联系起来，其中也包括烟草。而咖啡馆和烟草店，则同样被人看成是异国催欲药的交易场所和暗娼的活动基地。今天，调味品及茶叶、咖啡、可可和烟草的催欲品质，已在公众舆论中消失。但令人吃惊的事实却是，同样一些调味品，在古印度阿输吠陀医典里，仍然被用于治疗阳痿和性冷淡。特别是在非洲，还用未经炒制的咖啡豆制作催欲汤剂。在中国，有一种专门调制的茶精，据说可以增强性爱欢愉。可可仍然被认为是阿兹台克皇帝孟蒂祖玛最重要的性兴奋剂。直至今日，把雪茄烟雾吹向性器官，仍被尤卡坦的玛雅人作为提升性爱快感的手段。

第二章
文明古国的另一面

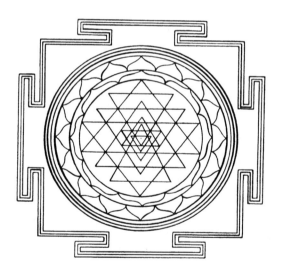

向你致敬，商羯罗！

初始时，智慧树是一株蘑菇，
而女性创世力量是一条蛇。
蛇把蘑菇缠绕，
蘑菇成了阴茎。
她赋予其生命，
阴茎成了神灵。
瑜伽的力量在女神的光环中绽放，
银河在千叶莲的晨曦中灿烂辉煌。

"向你致敬，商羯罗！"坦陀罗瑜伽教徒额手称庆。他消瘦的身体涂满灰尘，披戴着沉重的楼陀罗枷锁，双手合握一支其鲁姆举在绘有三相神像的额头前。这句敬语是对商羯罗（Shankar），即慈悲之神的礼拜。商羯罗是印度教大神湿婆及其前身楼陀罗的很多称号中的一个。其鲁姆是一种圆锥形吸管，象征男性生殖器，代表天神。教徒们用雌株大麻花或者白花曼陀罗的枯叶，作为混合烟草，塞入烟管里吸食。这两种植物都是湿婆大神的圣物。曼陀罗花是献给天神化身林伽（印地文"林伽"，即阴茎）的贡品，撒布在印度和尼泊尔寺庙门前巨大的石雕林伽之上。由大麻和曼陀罗制成的混合烟草，符合天神的宇宙起源的原则，即雌雄同体的理念。从性的角度看，大麻为雌，曼陀罗为雄；两者结合于湿婆之中，形成了雌雄同体，万象归一，为宇宙的原动力。湿婆即宇宙之原，他用林伽打造出自身：

> 硕大无比的阴茎，从侧旁裂开，佛龛一般的开口中，林伽之主显现出来：即湿婆，宇宙之至尊。（参阅 Zimmer 1984：144）

雌雄同体之宇宙之王，在原始造物之丰饶海洋中，犹如一个单体细胞在分裂。雌雄同体之原形，变成了男神湿婆和女神萨蒂（又称雪山神女）。后者在起始的男根中以女阴悠尼的形状开启，把原本打造她的湿婆诞生出来。这样一来，男根本身亦为雌雄同体；就像寺庙门前那林伽悠尼石雕一样。男根林伽如果没有女阴悠尼，则不能存在，二者为一。

根据尼泊尔坦陀罗瑜伽教的传说，湿婆以自身打造出宇宙，创造了所有山脉、植物和动物，并在其中显现自己。他创造了大麻类植物、体现自身的曼陀罗和所有可以改变意识的植物和菌类。它们能够在人体内发挥作用，都是天神、雌雄同体和造物主的功绩。

这些植物都是天赐的，作为精神营养为人神共享。

大麻的威力如何被发现，有一则神话是这样讲述的：湿婆和雪山神女帕娃提结为夫妻，共同生活在喜马拉雅山脚下的一座美丽的房舍之中。湿婆性浮喜动，常出走在外，寻找其他仙女们嬉戏，却很少在家，故而冷落了妻子。帕娃提对此十分烦恼。她想："我该怎么办呢？我的丈夫整日在外游荡，却留得我一人独守空房。"有一天，她在屋外发现一株盛开的大麻，花朵鲜艳可爱、香气逼人，于是就采下几支带回家来。湿婆回来时，她就把这些花朵制成烟草供丈夫吸食。这就是湿婆在世界历史上第一次吸食大麻，吸后感到异常兴奋和冲动。在陶醉中，他发现帕娃提是宇宙间最完美的造物，高兴地说："这才是最美的生活。我将永远留在你的身边。"从此，湿婆和帕娃提开始吸食大麻烟草和品尝班格饮料。所以时至今日，人们在祭祀湿婆时，还在吸食大麻烟草，为他祝寿时，则喝班格饮料（班格饮料的成分，在各文献记载中不尽相同，估计是由多种麻醉品混制的兴奋剂）。人类也由此得到了催欲药物。

湿婆神额头上长有第三只眼睛，据说在吸食大麻烟草后才能开启。这只神眼的能量，显然是大麻烟草激发出的阴茎之力，即瑜伽。吸烟时，湿婆以此积聚自己的原动力。它进入湿婆的天灵盖，使蕴藏的宇宙之光喷发出来。就如早期阴茎如同女阴可以开启一样，湿婆的额头上同样展现出一个悠尼，从里面喷射出巨型闪电。闪电——感谢

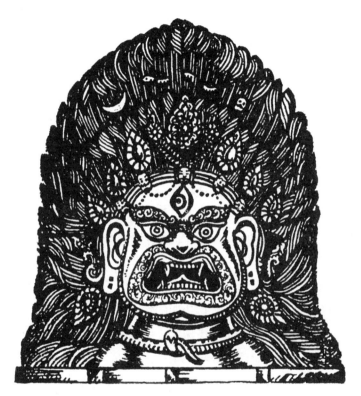

"黑色毁灭者"(Kal Bhairab),印度大神湿婆化身之一。奥尔德斯·赫克斯利曾描写过这位大麻神的无比威力:"他的玩具就是天河,他的游戏场就是浩瀚的宇宙,他各个手指间的距离,都远达数百万光年。"

天神的想象力——变成了一条巨蛇，一条神圣的眼镜王蛇。这条蛇是湿婆的伴随和密友：即昆达里尼和卡利。但黑色的卡利乃是帕娃提的化身，因吸食其鲁姆烟草而重生。尼泊尔的林伽石雕上，有一条蛇缠绕着阴茎。它就是女性性力昆达里尼，就像女阴一样使被动的林伽苏醒过来。因此，坦陀罗瑜伽信徒的其鲁姆上，总是配有眼镜王蛇图样的装饰。信徒们在祭祀湿婆时，一边高呼"向商羯罗致敬！"（或者"向湿婆致敬！"）的赞语，一边吸食其鲁姆，实际就是为自己注入了雌雄性力：来自湿婆的瑜伽，即为阴茎之汲取力；来自萨蒂的昆达里尼，即为主动性动力。而两根木片状的这种混合烟草，代表雌雄两性，必须予以点燃，才能使湿婆的化身——火神得以显现，唤醒其催欲效力并激活卷曲在骨盆中的昆达里尼眼镜王蛇。昆达里尼一旦获释，就会穿行七大穴位，即非物质能量中枢，沿着脊柱，使其像莲花一样绽放。于是，这些天赐的植物就变成了人类的催欲仙草。

  近年来，各种研究成果都表明，湿婆神居住的喜马拉雅地区，种植大麻已有五千余年的历史，一直被当作麻醉品和催欲药物使用。(Benet 1975，Fisher 1975，Touw 1981)直至今日，雌株大麻花（特别来自喀拉拉邦的所谓虎峰品种）、班格和大麻子仍被当作最有效的催欲药。大麻制品可以唤醒有造物功能的性欲能量，提升并超越盛开的穴位，开启通往宇宙狂喜和极终彻悟之路。就像湿婆用曼陀罗花朵装饰的长发变成了恒河一样，喜马拉雅山区的仙草和菌类也成长为深受崇拜的植被，演化成为性欲仙女，变成了有效的催欲药剂。

天赐魔汤：苏摩酒

无者不在，
有者亦不在。
此地界不在，
彼天界亦不在。
死亡不在，
生命亦不在……
　　　　——《梨俱吠陀》卷十第129赞歌，第1—2小节

伐楼拿创世记的真言，
让树木宽阔，
让骏马飞腾，
让奶牛献乳，
让心充满力量。
他在水中放置火种，
在天上放置太阳。
让苏摩草，在高山上绽放。
　　　　——《梨俱吠陀》卷五第85赞歌，第50小节

大约四千年前，雅利安人从西北方迁徙到兴都库什山脉和印度河谷。他们带来了苏摩神草、独特的文明和生活方式。他们以从事畜牧业为生。他们的宗教没有神像和庙堂。他们写出了《梨俱吠陀》，这部"传播知识的诗卷"，成为印度最古老的吠陀，一部具有宗教内容的经典。

这部经典描述了宗教的语汇和宗教的礼仪。

诗卷作者的灵感，并非来自素未谋面的神灵，而是来自苏摩酒（Soma）的威力。是它激发和唤醒了他们的思维，造就了他们的神灵。他们自己也因此变成了苏摩，也就是变成了神灵。

这种早期宗教的庙堂就是人自己。

苏摩草生长在高入云霄的山峰之上。它是一尊带有金阴茎的光明之神，同时又是神圣植物。在《吠陀》经典中有一则关于盗取苏摩仙草的故事：一只猎隼伸出利爪，抓起那株尚不为人知的植物飞走，把它带给了人类始祖摩奴。摩奴把它制作成魔汤，献给创业大神因陀罗作为祭品。摩奴的祭祀方式就是自己喝下苏摩汤，结果使得大神因陀罗处于兴奋状态，最终完成了他创世记的伟业，解放了河水，制造了太阳、天空和朝霞。苏摩祭品给世界带来了光明。苏摩礼仪成为文明的起源，也是人类的初始。

为了使这种仙草——同时也是天神——开启的世界，日益变得自觉，雅利安人创建了相应的苏摩礼仪，以便在内心里出现新的感悟。苏摩礼仪要进行一整天的时间：首先是祭祀场地要用"天神的圣叶"装点，并用圣火阿耆尼（同时也是火神）点燃。用苏摩榨出浆汁，经羊毛漏筛过滤，最后掺进蜂蜜和牛奶（生命精华之象征）。人们吟颂着长篇赞歌，把这杯神饮奉献给因陀罗：

> 与云中仙女共饮吧，
> 把财富献给你的爱人。
> ——《梨俱吠陀》卷四第35赞歌，第7小节

一个"用苏摩制造欢愉"的诗人，曾亲临此种礼仪，并在他的诗歌中宣扬了苏摩的法力：

> 就像可爱的牛犊靠近母牛，
> 一阵狂喜冲进我的胸膛。
> 难道我饮用了苏摩酒浆？
> 如此狂喜裹住了我的心房，
> 就像匠人把凯旋之车饰装。
> 难道我饮用了苏摩酒浆？

伊索尔德的魔汤

……
头顶的天空，
已遮住我半个身躯。
难道我饮用了苏摩酒浆？
我用自己的光环，
把大地和天空照亮。
难道我饮用了苏摩酒浆？
——《梨俱吠陀》卷十第119赞歌，第3—4，6—7小节

苏摩饮者最终变成了天神，变成了金阴茎之神，登上了幸福的顶峰，占有了永生的一隅，达到了长生不老的境界：

在永不枯竭的光芒里，
在阳光普照的世界，
我把自己置身其中。
噢，你这个纯洁的精灵！
走向永生的世界，永不毁灭！
……
那里游荡着欲望，
在三重拱门之中，
在三重天外之天上。
那里是最明亮的世界，
那里我得以重生！
……
那里居住着欢愉和快乐，
幸福和激情。
那里可以满足愿望之愿望，
那里我欣喜不停！
——《梨俱吠陀》卷九第113赞歌，第7，9，11小节

苏摩不仅创造最高的狂喜，使饮者变成天神，掌控整个宇宙，诗意充盈，而且还被当作催欲药（参阅 Hardwich 1911：809）和唤醒爱情的咒语。在吠陀时代，天神、植物、催欲药和性爱魔法还是一个整体；而这个整体又造就了苏摩饮者，通过相应的礼仪，再次重建雄风。

在后吠陀时期，甚至在二十年前，在印度仍然按照《梨俱吠陀》的描述，举行苏摩仪式，但却没有了原始的苏摩植物。这种神秘的仙草，在《梨俱吠陀》中被描写为菌类形状，但有关知识业已失传，或者时至今日始终在保密当中。现代的仪式中，用其他植物取代苏摩（例如杠柳、肉叶刺茎藜、麻黄、狗尾草），其中除了大麻，都不具备《梨俱吠陀》中所描绘的功效。尽管在古代和现代印度神话中都说，湿婆是从喜马拉雅山把苏摩仙草带给人类的，尽管按照传统歌手和诗人在表演之前都要饮用班格，但苏摩看来绝不像有些人（参阅 Makherjee 1922, Behr 1982：48）认定的那样就是大麻。菌类专家戈登·沃森（Gordon Wasson）曾于 1972 年经过缜密的研究试图证明，苏摩即是蛤蟆菌（Amanita muscaria）。根据最新研究成果，苏摩应该是欧骆驼蓬（Peganum harmala），一种具有致幻作用的木贼类植物，或者是来自中东地区的曼德拉草类植物（Mandragora turcomanica，参阅 Khlopin 1980）。所有这些植物均具有影响神经的作用，在各个不同地域被当作催欲药使用。但其效果却远不能与苏摩相比。根据特伦斯·麦克纳的理论，苏摩应该是裸丝盖菌类的一种（Stropharia cubensis）。这种菌类与喜马拉雅山区的蛤蟆菌不同，似乎生长于拉达克高原之上，弗里茨·施塔尔对此有所观察。同样，裸丝盖菌的效果也强烈得多，既比蛤蟆菌的毒性小，催欲效果又较大。另外，当前的吠陀教信徒仍然认为，裸丝盖菌就是苏摩。在他们的祭祀礼仪中，这种菌被榨成浆液，贡献给神灵并自己饮用。据说这可以给现代苏摩饮者带来吠陀经典中所称颂的欢愉和狂喜。

这种菌的各个方面均包含有性隐喻，形状酷似阴茎，所以古罗马文化中把它看作是生殖神的象征。它又是"神灵之子",它的毒素即是神灵纯净的精子,这种毒素,在其他现存的物质中是没有的。它实际就是大地上各种神灵的化身。对神秘主义者来说,它就是天神的恩赐,开启天堂之门的锁钥。天神变成了肉体,以便找到通往自我之路。

——约翰·阿利格罗(John M. Allegro)《神圣菌类之秘密崇拜》(*Der Geheimkult des heiligen Pilzes*)

性力派经典：坦陀罗

没有真实的肉体，哪里还会有欢愉？
因而也就无从谈起快乐和幸福。
　　　　　　　　　——《坦陀罗》(*Tantra*)

宇宙产生于极乐，
既在极乐中存在，
也在极乐中消亡！
　　　　　　　　　——《坦陀罗》

要想实践坦陀罗，
就得生活在社会之外。
　　　　　　　　　——《坦陀罗》

"我是阿耆尼，能量充沛，而这个女人，是我的夫人安碧卡，就是苏摩；而我又是两个人，阿耆尼和苏摩，就是男人与大自然的共同体。"湿婆在《梵天往世书》中对崇拜他的瑜伽信徒们如是说。阿耆尼是吠陀信徒在苏摩祭祀上的火神，而神圣的苏摩则继续生存在印度大神湿婆的体内，形成了他从中嫡出的雌雄同体。在后吠陀时代，崇敬性放纵的性力派逐渐在印度形成，坦陀罗为其经典。与吠陀类似，其内容是湿婆和他妻子的对话。坦陀罗的字义是"相交相合"，也是性力派教义的宗旨，即连接或联合。性力派主张灵与肉、人与神、创造和生育、生与死、意识和宇宙的统一。在坦陀罗中所讲述的打坐、曼陀罗和礼仪，都与性交技巧和使用精神类及催欲类药物有关。坦陀罗瑜伽运动的目的，就是通过宇宙中的两种基本元素的结合，而得到心灵的彻悟。旨在使业已分裂的雄雌共生原体，通过男女的交合而重生：

> 萨蒂的悠尼与湿婆的林伽如黏合在一起，就会登达通天的性高潮，造物亦从中产出。整个宇宙将震撼和动容。（参阅 Baba 1973：52）

在印度教外围进行的坦陀罗礼仪上，人变成了神；男人变成了湿婆，女人变成了萨蒂。只有当两者交合，主动的悠尼和被动的林伽套缠在一起，昆达里尼贯通七大穴位，导致鲜花绽放时，宇宙的共生原体才能得以重生：

> 在极力奋进的交合中，两人的意识融入了通天意识当中。昆达里尼蓦然腾起，身体释放出肉欲之功能，而交合者的精神却进入了求者和被求者合二为一的状态。他们摆脱了实体的存在，体验到了合二为一的精神最高欢愉。（参阅 Mookerjee 1971）

萨蒂以其独特的昆达里尼威力，激活了男性骨盆中卷曲的性力之蛇，方法就是她的悠尼让坚挺的林伽在其中滑动。男性被唤醒的性力通过穴位上升至头部，一旦进入湿婆的化身千叶莲花时，湿婆就会被唤醒，莲花放出光芒，然后两股能量即会统一。性力之蛇乃是女神萨蒂的原身，唤醒它需要十分复杂的技巧，需经过长年训练方能获得。依照曼陀罗经文行事，是训练的重要程序，其中包括呼吸训练和瑜伽打坐以及服用有催欲效果的精神类药物。潜伏在骨盆中的性力之蛇，必须得到充足的营养。它是性力能量和造物力量，如果过于虚弱，林伽就无法勃起，悠尼无法敞开。昆达里尼的营养是精虫，而性力之蛇的营养则是催欲药。坦陀罗经典中，精虫被看作是最强劲的性爱法器和神圣的催欲药。在佛教的坦陀罗经典中，有一种催欲汤药，就是在一个头盖骨中放入人的精虫并加入神秘的草药制成。（参阅 King 1974）在性高潮中，精液一旦喷射，男性就会失去性力。如果按照坦陀罗教义所劝告的那样维护精虫，性力不仅可以保住，而且可以不射精而继续享受更高等级的高潮。月经来潮时期，女性的性快感尤其敏感，从而具备最强的昆达里尼力量。经血被看作是火神阿耆尼的化身而受到崇敬。在经期中，性高潮中男性如果向女性射精，那么这种红白混合物则可提升能量。另外，月经来潮时，是唯一不受孕的时期，交合完全是为了性欢愉。这时，存在于精子和经血中的生命力，就不会进入卵巢，而进入身体的丹房，变成长寿汤。

精虫以两种方式滋养着女性体内的性力之蛇。一是精液喷射到阴道内，通过黏膜转化为性力能量，一是由直肠进入所谓的"昆达里尼腺体"。"向直肠射精滋养昆达里尼腺体"，就如同蛋白滋养受精蛋黄或胚胎。习惯与萨蒂女神进行肛交的坦陀罗信徒，有助于点燃其内在之火。（参阅 Mumford 1984）性力之蛇不仅通过人与宇宙相接的深呼吸和精子与经血结合中滋养自己，而且还从大麻和其他湿婆供品——那些仙草中汲取养分。最符合坦陀罗宗旨的植物非大麻莫属，因为大麻生长在埋葬眼镜蛇的地方。（参阅 Sharma 1977a）眼镜神蛇的能量通过根部进入植物的雌株之中。品尝或吸食其花朵，其中的蛇力就被释放并输入性力之中。高呼着"向你致敬，商羯罗！"贡献给湿婆的大麻烟草，通过吸食被吸入肺部，或者吹进伴侣的直肠和阴道。从那里，大麻中含有的性动力得以扩散，从而唤醒了昆达里尼。

在一场十分复杂的摩诃涅槃坦陀罗祭祀中，资深的性力派信徒以一种特殊的方式向性力之蛇供奉大麻。经过净身、呼吸和打坐后，性力派信徒用雌株大麻花制作一种汤剂。他们默念曼陀罗符咒和运用气功唤醒沉睡在下身的性力之蛇，通过七大穴道沿脊柱向上滑行，爬上信徒的舌头。舌头即是蛇头，而舌尖即是蛇的舌头。信徒们饮用维加雅汤剂，把其中的性动力献给存在于性力之蛇中的女神。这样做，并不是让性力派信徒陶醉于其中，而是让他体内的性力之蛇获得滋养，把汤剂中的性动力储存起来。因此，坦陀罗中所描写的催欲药，并不仅仅是激起肉欲的简单用品，它首先是供居住在人体内性力之蛇中的女神的营养品。

大麻和其他一些催欲药物，也在著名的坦陀罗五圣礼仪中起重要的作用。这种男人代表湿婆，女人代表萨蒂所进行交合的仪式，突破了印度教的一切禁忌。印度教徒禁止食用鱼肉，禁止饮用酒精，禁止与婚外第三者性交。但性力派信徒却必须违其道而为之：

> 性爱行为是天神原始行为的缩影。越是做得完美和完整，就越是可以接近神灵。（参阅 Davi 1978：14）

坦陀罗交合仪式是这样进行的：当夜晚吻别白昼的余晖时，开始在朦胧中共同沐浴。这时，蜡烛被点燃，香火被焚起，麝香被喷洒。两人在麝香、龙涎香、檀香、桂皮和樟脑等具有催欲作用的芳香之中相互抚摩。然后开始五大圣礼：首先是食用鱼和肉，因为这些食品可增强体力；然后饮用葡萄酒，因为它是火的象征，将把欲望点燃；这期间还要服用木德拉。这种本是宗教手势的概念，在坦陀罗中也指各种增进性欲的坚果和种子，例如，豆蔻、芝麻、松子、大麻子、曼陀罗子、罂粟子和曼德拉草子等。

身体进行了如此准备之后，开始"麦图拿"。男人在地上画一个三角形，盘坐在里面。女人开始抚摩他的阴茎。待其勃起后，女人从上面坐上去。口中念着曼陀罗咒语，用把自己的悠尼滑向林伽。男人保持被动，而女人则上下移动，激活昆达里尼之性力。两人结合过程中，还要从其鲁姆或者从水烟中用两根烟管吸食雌株大麻花。大麻开始起作用时，分别代表湿婆和萨蒂的男人和女人，开始达到性高潮，经历最高狂喜，在天神的指使下，他们在共同高潮中，让整个宇宙在快感中战栗。这种交合仪式还可以借助很多性欲秘籍的指导加强气氛，就像在《迦摩天经》和 *Anangaranga* 中所传授的那样。在这些秘籍中，有内催欲药和外催欲药两种。所谓内催欲，就是为使阴茎变粗变硬，使女阴变美变紧，并增多分泌物；所谓外催欲，就是制止射精，协助女方出现多次高潮。（参阅 Schmidt 1911：603—673）其中最有效的，就是根据复杂配方制成、受到多方赞誉的菩刺瑜伽，既能增强阴茎、紧缩阴道、增加分泌、延迟或制止射精、提升快感和敏感，又能用湿婆仙草滋养男人和女人体内的性力之蛇，

据说配方如下:

　　拿取黑胡椒子、曼陀罗子、槟榔粉末,用鸡眼藤染色,加入淡色蜂蜜,再如上所述进行涂擦(即涂擦其林伽)。这种药剂的效力是无法超越的。(*Anangaranga*)

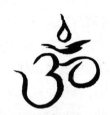

印地文图案:现在就爱!

《阿输吠陀》与藏医药

> 对于愚者来说,世界尽是敌人;
> 但对于智者来说,世界尽是师表。
>
> ——卡拉卡经典

《阿输吠陀》是"生命科学"的意思,它是印度吠陀时代生成的一部经典,经过几千年的积淀,发展成为一个内容浩瀚的医学体系。《阿输吠陀》不仅研究生命的痛苦,而且研究生命的欢愉。《阿输吠陀》不仅是一个医疗体系,同时也是一个保健体系。因此,这部古老的印度经典,也就成为了研究健康、欢愉和长寿的科学。《阿输吠陀》不是民间医学,而是一种为学者和专业医生所使用的传统学术,曾出现在很多古老的文献中(例如《阿闼婆吠陀》)。《阿输吠陀》讲的不仅是医疗技巧,而且是生活艺术。 只有快乐幸福的人才是健康的。因此,《阿输吠陀》既关心人的精神,也关心人的肉体。健康也包括均衡而满足的性生活,性欲障碍会导致人生病。因此在诊断疾病时,要详细询问患者的性生活状况。根据《阿输吠陀》的学说,人是个复杂的整体,由五种元素组成,即土、水、火、气和以太,由此而产生各种体液(vayu, pitta, kapha)。人在健康状态时,这五种元素间保持均衡。如果这种均衡通过某种影响(机械、细菌或生理方面)受到破坏,就会产生肉体或精神上的疾患。用《阿输吠陀》疗法,可以使健康的均衡重新建立起来。

健康的基础是人的精子,它于脐下方的身体中心点生成。不论男人还是女人的身体,都必须在生命力的滋养下,寿命才得以延续。而存在于全身的精子,就是人的生命力。它在身体内通过物质转换而生成:

食品和水产生血液,血液形成肌肉,肌肉制造骨骼,骨骼产生马加（majjya），马加则最终结晶成为精子。数公斤的高级营养物，经过提炼加工，最终只能产出一滴微小的精子。（参阅 Jha 1979：35）

出于此种原因，人应该多汲取丰富的营养，尽量少浪费精子。男人的每次射精，均会丧失精力，必须依靠新的营养得以补充。女人经血来潮同样是丧失精子（经血亦是经过转换的精子）。精子是生理力量，在身体内如果充盈，就会使得人对一切疾病具有免疫力。在《阿输吠陀》中，精子需要滋养，就与在坦陀罗中的性力需要滋养一样。为了滋养和强壮精子，《阿输吠陀》的食谱推荐黄油、牛奶、鸡蛋、果干、鲜果（按不同季节）、酸奶和各种糖类（与西方医学观点相反，《阿输吠陀》认为糖类没有危险）。大多数调味品对精子有益，所以应该每日食用（特别是咖喱菜肴）。

《阿输吠陀》的一个学派，专门研究可以保持性事健康和欢愉的瓦吉卡拉纳疗法（vajikarana）。这个词的原意是"公马化身术"，在卡拉卡经典学说中是这样定义的：

> 它可以瞬间制造激情欢愉；是一种刺激性欲的疗法，使用它可使患者在异性眼里产生欲望；可使耄耋老者加速射精；可使精子丰饶，确保生育；可使男人威望提高，多子多孙生命永继。（参阅 Thakkur 1977：305）

据说瓦吉卡拉纳可以维护和促进性功能，提升快感度，保障家族的延续，特别是可以保持精子的健康，增加和滋养精子，防止早泄和延迟射精。但它几乎只用于男性。根据阿输吠陀的理论，男性比女性更需要催欲药物，因为女性本身就是男性的催欲药：

> 最佳的催欲药，就是有一个妖娆欢快的女伴作为妻子……一个漂亮、年轻、会带来好运的面貌，一个可爱、技巧成熟的女

子，是最好的催欲药剂。（参阅 Thakkur 1977：306）

为了维护家庭，与妻子分享性爱的欢愉，男子必须时刻保持性交功能。阿输吠陀经典的作者之一苏斯卢哒（Susruta）认为，性功能缺失有下列各种：

1. 性欲减退（心理原因）。
2. 食用过多辛辣、过酸或过咸以及过热食品影响精子的形成（例如大蒜、洋葱、茶、咖啡等）。
3. 不用催欲药物而过度享受性欲欢愉，可出现暂时无能。
4. 阴茎损伤或长期性病（如梅毒）。
5. 先天性性无能（身体成长缺陷）。
6. 刻意压抑性欲，例如通过独身禁欲，造成精子硬化，导致性无能。

只有先天性和外伤性及性病引起的性无能是无可救药的。其他各种均可用瓦吉卡拉纳疗法治愈。阿输吠陀医学所列举的很多药剂，大多要求十分复杂的制作过程，部分甚至需要异邦的或贵重的稀有材料，例如鳄鱼蛋、象粪、麝香、龙涎香、蜥蜴眼、鲤鱼胆、麻雀肉、烤珍珠、绿宝石、红宝石、金沙和水银等。采用的催欲植物中，最常用的有：筚拨、七爪龙、雄红门兰、刺激油麻藤、槟榔子、小豆蔻、肉豆蔻和桂皮。大多数瓦吉卡拉纳药剂是由这些植物的个别部位加以黄油和豆荚果实制成。最著名的乌卡里卡（Utkarika）的制作材料就是芝麻、七爪龙、稻米、盐、甘蔗和猪油。据说男人服用这种药剂后，就有能力去满足一百个女人。另外一种类似的药剂，其效果据说可以使男人威力无比，会"像小麻雀那样享受性爱的欢愉"，可以"连续和十个女人睡觉"；它还具有青春泉水的效果，可以使"八旬老汉具有少年一样的性能力"。最普及和最保险的瓦吉卡拉纳药剂，是从湿婆的仙草中获得的。在《阿输吠陀》经典中，大麻被认为是滋养、增强、保健精子的最佳补品：

> 人们服用它，可以获得超级快感，在性交中获得非凡精力的享受……此种植物的几乎所有部位都具有麻醉、强胃、放松、缓解、镇痛、刺激、镇静的效果，与催欲药不相上下。但经常服用，则会导致消化系统紊乱、体力衰竭、情绪消沉和性无能。（参阅 Thakkur 1977：316）

在《阿输吠陀》中，大麻一般只与其他药物（例如鸦片）结合在一起使用，以及对应早泄、阳痿和性欲减退时使用。

雌株大麻花被制成坦黛汤（thandai）和麻君汤（majun）。这两种药物不仅用于治疗性障碍，而且适量服用还有助于维持和提升性快感，从而提高生活质量。制作坦黛的材料有：雌株大麻花、黑胡椒、干玫瑰叶、罂粟果、甜杏仁、小豆蔻、黄瓜子、西瓜子、食糖、牛奶和水：

> 这种汤剂造成的痴狂状态，表现为歌唱和舞蹈，多言、贪食和性兴奋。这种状态大约持续七个小时，然后当事人将陷入沉睡。没有恶心、肠胃不适或消化系统紊乱的副作用。（参阅 Thakkur 1977：317）

麻君汤是一种甜品，根据《阿输吠陀》的描写，是由大麻叶和花、印度大麻、鸦片、罂粟果、曼陀罗果和叶、丁香花干、欧茴香、荷兰芹、小豆蔻、竹黄、食糖、黄油、面粉和牛奶。据说只饮半杯即可获惊人效果：

> 狂喜、欢欣，飞翔的感觉，强烈提高性欲渴望。（参阅 Thakkur 1977：317）

另外一种和《阿输吠陀》一样对性欲和使用催欲药持正面态度的，是名震全亚洲的藏医药。这个医药体系同样建筑在《阿输吠陀》学

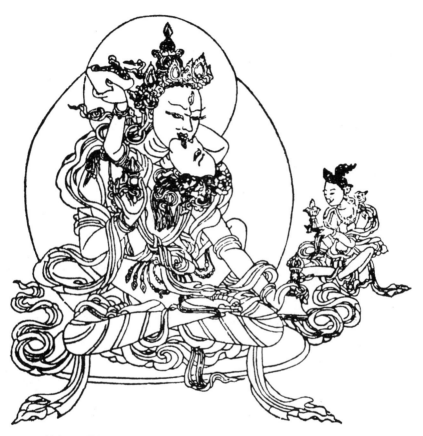

性力派和佛教对"父与母"的描绘,即男女的交合。在某些佛教传统中,把性交看作是一种心灵活动,旨在唤醒性力。在另外一些学说中,把性交看作是肉体交合,常常借助复杂的催欲药剂来完成。"男神和女神间的交合,以身体机能作为引发,可以达到超凡快感状态。"

(参阅 Mumford 1984:30)

说之上，却加进了古藏族的萨满教、民间医药、佛教和中国道教炼丹的因素，融合为一个整体。尽管藏医药是最古老的有文字记载的医药体系，但西方却很少有人知道。藏医药学认为，健康就是身体、精神和宇宙间的平衡。只有具备均衡、健康和满足的性生活，人的生理和心理才是健康的。有一段医学文献是这样说的：

> 不许与动物、虚弱或不正派的人、怀孕的女人、体弱的女人或经期的女人交媾。冬季，每天可以性交二至三次，因为冬季精子旺盛；秋季和春季可以每两天一次，而夏季则只能每隔十五天进行一次。过度性交损伤五大感觉器官。（参阅 Rechnung 1976：54 f.）

洗浴、油脂和有营养的食品，同样会刺激精子的产生，有助于健康的性生活。

性欲障碍（如阳痿或性冷淡）、不育、性欲缺失的原因很多：不良情绪（恨、贪、妒、傲）、各种邪气入侵或者患其他生理和心理疾病。藏医为阳痿开的最常见的处方是阿魏。这是藏医十分看中的一味草药。把根部分泌的树脂，经过清洗放入水中煮沸。然后加入牛奶服下。

这种树脂类药物不仅可以治疗阳痿，而且也有助于其他一些生理疾病的治疗，同时也被用于催欲。人的很多精神疾病，根据藏医学说，可以通过积极的性活动医治。

除了阿魏以及其他一些草药制剂，作为催欲药物的材料还有：大麻、牛奶、黄油、小米和麻雀肉以及传说中的喜马拉雅山雪人肉。

中国春药：青春之剂

带着春药即将失效的恐惧，他绝望而愤怒地冲向行乐。
——埃蒂安布勒（Etiemble）著《中国》（China）

对中国人来说，肉体的性爱是天地间、宏观和微观宇宙间、男女之间、明暗之间、硬软之间、固流之间或阴阳之间和谐的象征。整个宇宙产生于混沌，形成永恒变化的两极运转，和宇宙之阴阳两性共生。只有阴阳两极的和谐平衡才能维持宇宙的存在、人的健康和长寿。因此，肉体的结合，即阴阳的合二为一，最终提升为礼仪、宗教、道教学说和生活哲学。只有当男性的玉茎（阳）进入女性的莲蕊（阴），双方才开始相互依存，才能合二为一。花蕊和枝茎间能量的互换，变成了一场神秘的行为：

> 无性欲之爱令人沮丧，是不健康的，因为其无法达到阴阳实质的和谐，只有性欲才能给生活带来平和和欢乐。（参阅 Chang 1977：38）

中国明朝时期，一系列情色小说问世，如《金瓶梅》、《株林野史》等，其中以欢快的方式描绘了一切性爱欢愉、性爱技巧以及道教为求永生而采阳补阴的实践。道教的性爱实践学说，与坦陀罗和《阿输吠陀》一样，遵循同样的基本理念：精液中存在着生命动力，射精过度，则浪费能量。（参阅 Chia 和 Winn 1984）

因此必须制止射精。这样，男人有可能同时或先后满足很多女人的需要。其中的一条准则就是：女人必须获得高潮，使其性爱之露流畅。只有这样，双方才能享用到欢愉之能量。

在明朝的艳情文学中，求欢交合之前、之间和之后均服用春药，是理所当然的事情。对中国人来说，凡让玉茎坚挺、可保障及提高男

女快感的物品,均为春药或催欲药。《金瓶梅》中是这样说的:

> 吞下催春药,冬夜变春宵。
> 卧房风暴起,屡战屡胜豪。
> 两个不算数,二十亦不倒。
> 五个或五十,女娘俱欢笑。

中国的公子哥外出游荡时,总是随身携带装满春药的小口袋。这是性爱所需,就像阴需要阳。人们甚至带着崇敬的心情公开谈论春药。人们并不是因为有什么缺陷而需要它,使用它就是为了使快感达到最高境界。不论帝王、权贵、农夫和道士,人人使用这样的奇药。它得到社会的认可,可登大雅之堂。催欲药物不仅在宫廷、贵胄和个人家中被认可,而且也在烟花柳巷得以承认。那里的女人均有花样的名字:兰香、秋桂、荷花、冬菊、春香,她们用歌舞欢娱男性顾客,并献上最好的春药,以共度良宵。

神秘的中国龙,是各种生物因素的综合体:驼头、鹿角、兔眼、牛耳、蛇身,它的81块鳞片(象征"阳")犹如鲤鱼鳞,爪如鹰,掌如虎。它的胡须则像一名道教圣人,胸前挂有一颗珍珠。龙借助意念而繁殖,意念化为龙蛋,小龙从中爬出。它以体内之火维持生命,能让水变成火焰,就像一个强壮的男人具有造物能力。

龙飞越大海时打个喷嚏,它的口水与海水相融,产生芬芳的龙涎。龙死后,留下巨大的龙骨和龙齿。其遗骸大多在河床或洞穴中被发现和收集。龙齿、龙骨、龙角和龙涎均为纯阳之物,是中国人最有效的催欲药物。由于这些物质极其罕见,对大多数人均昂贵无比,所以中国人就用动物中较易搞到的其他物质代替,虽然也含有阳的因素,但起纯度当然不能与天神龙的遗身相提并论。替代龙齿、龙骨的,有牡蛎粉和帝蛤贝壳粉。贵重的龙角则用犀牛角或鹿角代替,而稀有的龙涎则用麝香取代。古代中国的一部艳情文学中,在赞美替代龙角的鹿角时,曾称为"无价之金方":

> 欲使男人强壮不老，房中不倦，不损精失色，则非鹿角莫属。先把鹿角切碎碾粉，混以十钱生乌头根为引。每日三次各服一调羹，必有裨益。（参阅 Ishihara 和 Levy 1970：157）

另外，那部文学作品还说，鹿角粉如果加入乌头根和陇西茯苓，力量会更为强烈。服用后可以延年益寿，在房中永不疲倦。被称为"灵药"和"寿草"的灵芝属于纯阴，为龙的最佳补药，所以其他与鹿角混合的纯阴菌类，也是可以创造奇迹的。中国历史上有些名流的故事说，他们服用了鹿角和菌类，一夜即可以满足七十个女人的需求。道教信徒一直在寻找长生不老药，以及青春永驻、无极健康和超级性力。据说，人如果服了灵芝，就可以至少获得五百年的阳寿。因此，全中国都在寻找这种"仙草"，就像在日本人们寻找令紫菌一样。但这种只生长在高山林区的某些树根旁边的菌类的真相，至今无法解释。有些研究者认为，它们或者是干枯变硬的蛤蟆菌，或者是一种所谓的"笑菌"。和灵芝一样，茯苓同样是一种长寿药和强劲的春药。

这些菌类在中国古代与道教神仙紧密相关，被看作是骑豹山神的营养和象征。所谓山神，即是"天根"人参的保护神：不论中国还是朝鲜，人们都认为人参来自天国，甚至象征天地的统一和人神的统一。这种植物是天神在地上的显圣，医神的造物，或者山神的化身：

> 参类植物是山神的法物；参就为他所有，处于他的特殊保护之下。这种植物只能在月夜下寻找和发现，并予人以不死之命。山神变成了参根，并有了生命，以小婴儿的形象展现，帮助患病之人和苦难之人。（参阅 Eckart 1955：7）

人参是非常罕见的植物，只生长在人烟罕见的朝鲜和中国东北的森林之中，并在山神的保护之下。要想寻得这种仙根，必须"心净"，并在事前禁欲；不许携带武器，不许吃荤。这种珍贵的植物，只生长在参天大树之下，而且很难发现。但由于传说中它在黑暗中发

光,所以在夜晚比较容易找到它。采参人一旦发现这种植物,首先要在它面前向山神祈祷:

噢,伟大的山神!不要离开我。
我来到这里心诚意真,
我的灵魂纯洁无瑕,
一切罪恶都已冲洗干净。
留在这儿吧,噢,至高无上的山神!

然后,才能把这种充满传奇色彩的植物挖掘出来。由于其人神共生的现象,以及采参人度过无数孤独的夜晚和长期压抑的性欲,有时就产生了采参人和人参之间的爱情传说。采参人中间流传着这样的故事:有个采参人与人参中的美貌仙女结为夫妻,与她生育了很多子女,共同生活了很久很久,直到根茎腐朽。

人参,这种"天根"在古代中国和朝鲜被认作是可以创造奇迹的万能药物,为救命仙丹,以及永葆青春的药剂。人参就是天之根,栽插在地上,就像是玉茎插在爱穴之中。因此,人参就成为天与地、龙与菌、雄与雌、阳与阴之间的枢纽。在最古老的中国医书《本草纲目》中,这样写道:

一切都在于天生的原始生命力量——如果把人参煮烂成粥状食用,它便会置这种生命力量于天国之中。

服用人参,或当作保健补品,或作为治病的药物,或作为催欲药,使玉茎坚挺,进入地上天国。但具有长生不老的功效的人参,却只有一种:

这种人参必须不受干扰地生长百年之久。其根茎每年都增加一点人形,逐渐使其上天渊源转变成为大地实体。三百年后,根茎变成了人形，从地底升至地面。它位于天和地之间，血液是白色的。喝了它，就会长生不老，健康永驻。但人形实体将在天上解体消失……（参阅 Kirchdorfer 1981：24f.）

即使至今还没有出现由于服用人参而长生不老的案例，但它作为救命仙丹和青春药剂的声誉却保持到今日。甚至在古印度的《阿输吠陀》和《阿闼婆吠陀》文献里面，人参也被当作是催欲药物给予肯定。类似欧洲把曼德拉草根当作爱情之根使用一样，在亚洲这种人形根茎也被当作爱情护身符和强身剂。

人参系大多数性爱补药和催欲汤剂配方中的重要成分。有一种特效丸剂，即由人参、生姜、鸦片、麝香和碾碎的小虾制成。由人参、黄豆、牛鞭和人的胎盘组成的药膳，也会有同样的效用。一种直接作用于丹田（人体小腹肚脐下部位）的汤剂，同样会使整个下身充满性欲动力，其成分同样是人参、生姜、甘草和枣。这种汤剂先要煎煮，然后可长期服用（每日三次，每次一调羹）。只需一周，下身即会充满能量，可以对付房中的任何挑战。如果在"云雨"嬉戏之前半个小时，嚼一小片纯人参，那它就是最好的青春药剂。即使男子的"龟头"在欢愉之泉陶醉麻痹，饮一杯人参汤就会提升快感和延长持续时间。很多青春药剂要在坚挺的玉茎深入到柔软的花蕊之中，才能服用。当天地一家亲时，就应该喝杯绿茶，以便保持精力，吸食鸦片，以增强欢愉精神，饮用"交合之液"葡萄酒，以延缓或制止射精。有的时候，"淫露"（阴道分泌物）和"赤雪"（经血）放入汤剂或酒之中，亦可保证欢愉的进行。如果狂热的男人致使爱窟出现松弛，女方即可服用几颗由硫黄和有收敛效用的草药制成的"门户紧缩丸"加以对应。肉欲厮杀结束或者间歇时，还可服用一顿"战斗大餐"（浇鱼子汁的鱼片、加姜汁的烤牛肉和酸李子加黏米饭）。如果这还不能使阳器重新竖立或淫露喷涌，还有无数其他青春之剂可以使用。那就是：鹿角、山药、乌头、远志、菌类、菟丝子、芹菜以及一些沼泽植物（细辛、党参和白菖）。在中世纪，中国知识界中间还流传有一种

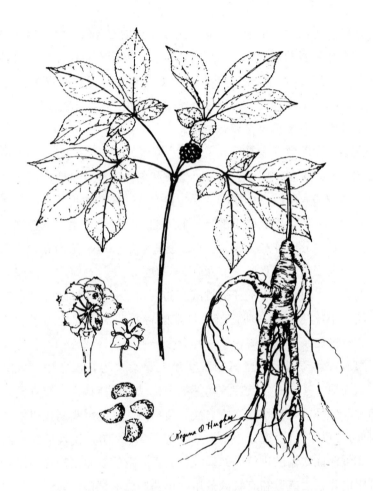

四岁人参图及叶、花和籽。(采自 Kirchdorfer 1981：27)

强劲的药物,叫醋石散,是当时的时尚补药。这种"可以维持生命的仙药"用磨碎的钟乳石、贝壳以及一些草药制成,其中主要成分是乌头。11世纪的一位诗人曾这样写道:

> 服用钟乳石和乌头后,即可放纵于肉欲,以求长寿,据说始于何宴。(苏轼,参阅 Wagner 1982:321)

这种散剂,据说可以改变意识和具有特殊催欲作用。可惜的是它有一个弊病:它会使人上瘾,用不了几年就会损伤身体。据说,乌头的毒素吞噬脊柱,会使服用者悲惨死去。其缺陷和副作用非常可怕:

> 病症的主要表现为痉挛和肿瘤形成。大小便无能,咀嚼肌肉痉挛,手足疼痛,眼神痴呆,头部和体内形成结块,腹部肿胀,有欲裂之感,心刺痛,肛门和背部肿瘤,睾丸腐烂。(参阅 Wagner 1982:322)

但根据中国人对青春剂的观念,服用醋石散要有自我牺牲精神,准备死而无憾。今天,这种药物已经失传,但寻找新药的尝试还在继续。在中国历史上,鸟粪、燕窝、人的手指甲和脚趾甲、处女经血、尿液、人的精液和血液、熊、山羊、公牛、蟾酥和蟾脑、蜥蜴汗液、蟾蜍粉、乌龟蛋、甲虫粉、马蜂窝、蜻蜓、乌鱼,甚至有剧毒的河豚卵等均可作为青春药剂所用。

当前,在东亚,犀牛角、鹿鞭、海豹卵、鹿角、蚯蚓烧酒、乌龟血,特别是各类蛇肉仍然在热销。

在中国台湾和日本,还有专供蛇肉的饭店。有时专为一个客人当面把蛇杀掉,客人首先喝掉蛇身流出的液体,然后再品尝烧烤蛇肉。女人绝不许吃蛇肉,否则面临改变性别的危险。因为她吃掉促使玉茎变粗变硬的蛇肉,就会变得过于阳盛。

古埃及：萨堤罗斯之欲

> 我是昨天和明天，
> 并有能力更新自己……
>
> ——纸草文献 No. 9900

在早期埃及，人们就喜欢啤酒，并当作每日的饮料。它酿自谷物黏糊，同时也用作药物，曾在很多情歌中被赞颂。在埃及的爱情文学中，只有寺庙举行祭酒仪式上使用的斯黛赫酒（sdh）的地位比啤酒更高。这种酒的原料不是葡萄，而是石榴，据说具有无比强大的催欲功效，特别在宗教的葬礼上享用。当一具木乃伊被放入将重生的"转生墓室"时，送葬人群饮用催欲酒浆使自己痴狂："服务于爱情、音乐和饮酒女神哈陀的女歌手和后宫佳丽们，手持叉铃和项锁，演奏着乐曲伴随队伍而行。"（参阅 Cranach 1981：268）在醉酒痴狂中，死亡与重生、生育与爱情融为神秘的整体，最终达到宗教仪式的顶峰。

不仅木乃伊的陵寝称为"转生墓室"，而且人的意识也被看作是托生之所。使这种转生启动的用品中，葡萄酒和仙草最为神圣。在埃及，仙草被看作是"神的营养"和"天赐之食"。这种"生命之精华"生长在上尼罗河流域。它的名字是卡蒂，相当于今天在也门和埃塞俄比亚深受赞誉的阿拉伯茶（Catha edulis）（参阅 Muses 1986）。这种木本植物是"通往别样天国的钥匙"（参阅 Leuenberger 1970：188），"使人进入狂喜与极乐，远离睡意，增长精力，不论在酷热下，还是长旅中，不产生饥饿感觉。"（参阅 Lewin 1981：320）阿拉伯茶的这种狂喜和梦幻的作用，有时还能使人陷入神秘经历；产生的冲动具有催欲的作用。然而，长期服用阿拉伯茶，会引起阳痿和消化不良。其主要有效成分为阿茶碱，在化学成分上，与知名媚药苯丙胺诱导剂（Amphetaminderivaten）类似。阿拉伯茶树叶和枝尖可以口嚼和吮吸，加入蜂蜜和糖可制成甜饺或咖啡甜点食用。枯叶可与烟草或大麻混合吸食，也可

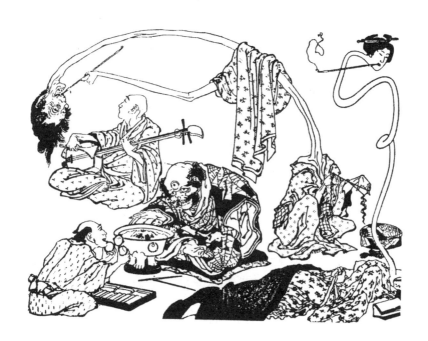

吸食鸦片的欢庆场景,祈求灵魂的安宁。

以制茶饮用。至于这种神物在埃及是如何被使用的，尚不为人知。但它很神圣，可以和斯黛赫酒一样，作为性崇拜的催欲药物使用，却是不虚的。同样，含有二氢骆驼蓬碱的沙漠植物欧骆驼蓬，也很受埃及人青睐。其具有致幻作用的籽油，由于其作用强烈，也在古代和中东地区制成十分著名的催欲药齐泰哈墨（Zit-el-harmel）。（参阅 Emboden 1972：79）这种"公牛路之药"和祭祀上使用的莲花及鸦片一样，均属于神药。至于古埃及人及后来的阿拉伯人是否也已知道肉体欢愉之源红门兰（sahleb）的存在，尚无确切证据。

在古埃及，一种基本观念业已奠定：催欲药物来自上天和神灵。古希腊罗马保留了这个理念：神灵的植物和药剂，对人都是神圣的，因此均可作为催欲药使用。

催欲药和酒神狄俄尼索斯

原子在漩涡里狂舞。
美酒中飞腾出奇迹,
九位缪斯含笑为我献杯,
同时赋予我神的气息。
我从未在梦中如此光辉,
我伸臂拢入青天,
诸神为我佩戴花环。
我瞬间变成酒仙伴侣……

——汉斯·哈尔贝克(Hans Harbeek)著
《自由的幸福》(*Glück der Freiheit*)

希腊神话中的诸神和他们存在的源泉同样丰富多彩。每位神灵周围都环绕着可爱的常春藤树叶和柔嫩的葡萄果实,同时也流传着各式各样的故事和传说、地区性的礼拜和植物的奇闻。阿佛洛狄忒这位散发着芳香和神奇的欢乐爱情女神,为一种刺激性欲药品命名。希腊人称之为菲特(philtron),即媚药,作为催爱汤剂、治疗阳痿的药物或作为提升和完善肉欲欢愉的药品。这种药物是阿佛洛狄忒的神药,是为了她而制作和服用的。

阿佛洛狄忒诞生于泡沫之中。强大的提坦克洛诺斯把天神乌拉诺斯阉割后,将他的神器抛入大海。这个巨大的天神生殖器掀起海浪,在海浪的泡沫中升起了赤身阿佛洛狄忒这位最美的女神。她的秀发犹如阳光,她的身体犹如乐土之门户。诞生于泡沫的女神升入空中,周围有欢乐的鸽子和麻雀伴随,它们后来被爱恋之人当作补品,烧烤后食用以强身壮体。有时在水面上浮起一只大贝壳。爱神骑着它走向陆地。

她苗条的双脚只要一接触地面,地面上立即长出一朵朵花、一棵棵菜、一棵棵草或一株株灌木。水仙和爱神木、毛缕和蓝睡莲以及辛辣的水生薄荷，都生长起来，面朝着太阳。就在阿佛洛狄忒从海中升起的那一刻，第一株玫瑰花开始绽放，为了女神而散发出芬芳。在塞浦路斯岛上，她种植了最喜欢的树木，即阿佛洛狄忒石榴，染上了她的颜色——鲜红：

> 从此，石榴就成了女人身体的隐私，是这个私处入口的象征。石榴属于阿佛洛狄忒和其他的生育及性爱女神。（参阅Grigson 1978：190）

不仅是石榴连接了阿佛洛狄忒和其他女神。薄荷作为埃洛西斯神话中祭祀礼仪的一部分（估计是一种狂欢性质的活动），也把爱神与谷物及丰收女神得墨忒尔连接在一起。

阿佛洛狄忒在地球上出现，给人类带来了不少礼物：爱情本身和一批赋予性欲享受的植物。芳香的花朵可以熏陶爱恋之人，用薄荷、槲梓和石榴制成的媚药，可以激发热情。

一个特殊的礼物是蚁䴕（啄木鸟的一种），原本也是一名仙女，具有刺激爱欲的功能：

> 蚁䴕被捉住后，把双翅和双足拉开，绑在一只涂色的四辐条小轮子上。然后转动带鸟的轮子，同时念动咒语，把一幅你意中人的图像以及你自己的物件一起扔入火中。意中人就会立即陷入不可抗拒的爱欲之中，对转动轮子的人产生渴望。（参阅Grigson 1978：196）

毫不奇怪，这位古希腊的慈悲女神受到非凡的尊重。

希腊人在性方面是很开放的，允许各类的性欲快乐实施。他们没有"罪恶"这个词，而且在任何行为中都不会感到耻辱和羞愧。男人和女人觉得任何柔情都是一种应有的享受。包括男人的恋童欲也被社

会接受。有时,男人先是通过与男童肛交的曲径最终找到女人:

> 男人享受了女人,感到巨大的欢愉,就像恋童者与他们的爱童交往一样——因为这意味着为他们开辟了第二条享受之道。但男人绝不会只为女人贡献欢乐。(参阅 Marcadé 1980:184)

根据现有文献判断,希腊男人一般均具有双重性取向。他喜欢男童品质,是为了让女人的身体和男童相近,正在成长的女孩,常常要把芹叶钩吻药膏涂在发育的胸脯上(对男人这是一种抑制性欲的药物)。这种剂膏会抑制胸部继续发育,让乳房保持少女和男童的状态。(参阅 Hansen 1981:72f.)有关女性同性恋的文献比较稀少,常常与情妇、"阿佛洛狄忒肥胖"、圣妓、女佣和爱神的女祭司以及两性人连同提及。有关两性人引诱情妇莱斯娜的故事,是这样描述的:

> 我像男人一样拥抱她,她吻我并与我干那个事情,激动得气喘吁吁,似乎享受了莫大的欢快。(参阅 Lukian)

同样,对赫尔玛佛洛狄忒(两性神)的爱恋,在当时也是众所周知的,往往与神话故事并提。两性人为原始一体状态的重现,后来的两个性别就是由此而发展起来的。被认为是生殖神赫尔墨斯和爱神阿佛洛狄忒的儿子。在纪念爱神阿佛洛狄忒的祭祀上,男人和女人们被授予成年礼。先到爱神诞生地大海里沐浴,再进入庙堂。然后为他们进行神秘的表演:女祭司变成了阿佛洛狄忒本人,为每名受礼人开启她的私处,其神秘下身的深处喷冒出泡沫。随后与两性人、圣妓和妓女一起,在阿佛洛狄忒的圣殿内举行情爱狂欢。其中也包括女同性恋与两性人的交合。宗教仪式很快变成了各种形式的淫乱。Lukian 描写了这样一座爱神的圣殿,包括奔流而出的"阿佛洛狄忒之香气"和她的美貌及性感:

所有树木都缠绕着爱恋中的常春藤。繁茂的葡萄架上，悬挂着沉甸甸的果实。只有爱神阿佛洛狄忒和酒神狄俄尼索斯结合在一起，才能出现美妙的欢乐；如果他们分开，一切都会减色许多。密林深处，阴影绰绰，那里摆放了欢乐的坐椅，人们可以在那里享受美味佳肴，当然，城里人却很少光临。这里的大多数人都放任自流，追寻各式各样的爱巢。

正如在爱神仪式中被称为"阿佛洛狄忒之神器"的葡萄酒（参阅Emboden 1977），被当作刺激性欲饮料使用一样，它在酒神狄俄尼索斯那里举行祭祀煽情时，同样有重要的作用。

狄俄尼索斯估计起源于萨满教，来自亚洲，最终落脚于希腊。在那里两个生殖崇拜礼教相撞，他的神草受到了尊敬，他本人也作为狂欢之神在这里生根。狄俄尼索斯的密宗仪式上，是由天神的生殖伴随进行的。活动过程中，参与者陶醉在葡萄酒和其他神草的性狂欢之中，在这无度的狂欢中与宇宙进行神秘的结合，高潮与彻悟同时获得。在狂欢活动中和后来的密宗仪式上，很可能为尊重天神，还要食用致幻性菌类（在亚洲为了取得神秘的性经历也使用）：

半马人肯陶洛斯、羊怪萨堤罗斯和酒神的女祭司们，举行仪式时似乎都要食用一种带有花点的蘑菇，称为蛤蟆菌，以从中获取充沛体力、性欲激情、疯狂幻觉和预言才能。阿提卡、俄狄浦斯和其他祭祀仪式的参加者，或许也都熟悉那种小蘑菇（Panaeolus papilonaceus）的威力，至今葡萄牙的巫师们仍在使用，它具有与龙舌兰类似的效果。（参阅 Ranke–Graves 1985b：49）

酒神的葡萄酒，为生殖神萨堤罗斯酿造，与今天的希腊葡萄酒毫无共同之处。所谓"大地之血"的葡萄酒，必须掺入大量的水（1：3）方能饮用，否则饮者将会永远疯狂或悲惨死去：

酒神狄俄尼索斯的葡萄酒主要是一种媒介，它使有"古典"意识的希腊人继续享受古老的狂热，这种热力隐藏在作为大地之子的植物当中。（参阅 Ruck 1984：58）

这种葡萄酒由于储存在木桶中发酵缓慢，并加入草药（百里香、杜松子、胡椒、苦艾、细叶沁、月桂、柏叶、爱神木）提味，再加致幻类植物，使其成为强烈的兴奋剂。著名的酒"花"是名副其实的。它是这种汤剂中致幻的主要成分。

这些植物由仙女们在高山上采摘：

采摘这些植物犹如狩猎，这些植物既是大地之子也是狂热的源泉，等同于性欲，而且以一种性爱特征表现出来。（参阅 Ruck 1984：125）

下列植物在整个东地中海地区被认可为催欲药物，被掺入葡萄酒之中：除蚤薄荷（具有影响意志作用）、天仙子（与地狱结盟）、曼德拉草（亦称为巫根，被女巫当作淫欲法器使用）、曼陀罗以及熏香、油膏、没药、茉乔兰那和藏红花、仙客来、夹竹桃、嚏根草和鸦片。这种葡萄酒的兴奋和催欲效果十分强烈，甚至连强壮的独眼巨人库克罗普斯都承受不了。古希腊诗人欧里庇得斯曾恰当地如是说：

我突然感到，
与大地临界的天空
仿佛开始旋转，
我眼前出现了宙斯的宝座，
众神的光辉和风采
难道我不该亲吻？

在酒神的狂欢中，仙女、女祭司和生殖神都参与，要喝大量葡萄酒。这时，整个中东地区最著名的催欲药物萨堤童草（Satyrion）就会显现出来。在普遍的痴狂中，萨堤罗斯和仙女生的儿子美童俄希斯，被狂欢者打死，因为他在迷醉中不小心用自己的巨型阳器刺破一名处女祭司，使她变成了女人，而不能成仙。俄希斯的原意是"睾丸"，他不仅被打死，而且被碎尸。他的父亲萨堤罗斯祈求天神使儿子复活。他的愿望只部分实现，被碎尸者以奇美的红门兰花形象再生，取名为男童草。这种植物的根部保持了睾丸的形状及威力。因而变成了萨堤罗斯众神们最喜欢的营养品，同时也是人类最强烈的催欲药剂，很快就在中东地区受到极大的崇敬。据说，谁服用了男童草根，自己就会变成一个萨堤罗斯。萨堤罗斯们经常食用男童草使淫欲大增，肆无忌惮地把精液喷向森林大地。精液一接触大地母亲瑞亚，大地上立即就长出了曼德拉草（Mandragora），最终成为欧洲历史上最著名的性爱药剂。

希腊文的曼德拉草，原本是指多种形状和效果近似的植物。这些植物均可用药，作为性爱之汤传播。希腊植物学家特奥弗拉斯特所说的曼德拉草，指的就是颠茄（Atropa belladonna）和龙葵（Solanum somniferum）。服用此药草后可以在梦中见到心仪的女人，其制作的方法如下：

    曼德拉草的叶子和大麦粒放在一起，有助于医治肿瘤，将其根部搓碎加醋，可医治丹毒和痛风，并可作为安眠药和催欲药使用。（参阅 Hist. Plant，IX，10）

伟大的希腊医生和学者狄奥斯科里得斯把曼德拉草分为雌雄两种，生长在洞穴中的为雄性，称为盔红门兰（Orchis morio）。他也认为这种植物"在性爱行为"中具有"特殊的力量"，甚至在大象身上也起作用。母象吃了曼德拉草后，就会发情疯狂，四处寻找有意的公象交尾。

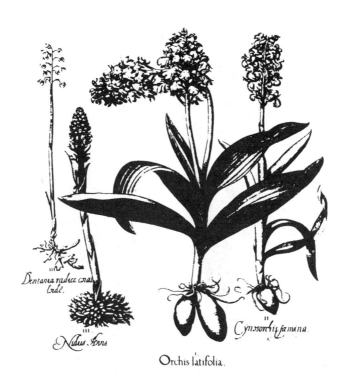

沼生红门兰，即男童草，早在古希腊就是催欲药。其根茎的形状如睾丸，故称为男童草，一向是色情狂的营养品。同时被看作与曼德拉草同根同源。现代医学在男童草中并未发现催欲药物成分，但在其根部发现有生物碱类物质。（采自 Besler 1713）

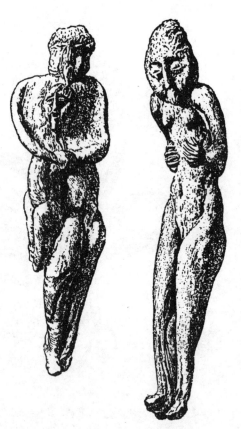

在小亚细亚的集市上,直到 19 世纪,还能买到用曼德拉草根制作的护身符。
"它们可以使佩戴者坚强风光,既可作为爱情法器,也可使人隐身,指示地下的宝藏,并可把戴者的疾病吸食。但带病菌的这种根茎小人(护身符)也很危险,因为它也会把疾病传染给新的佩戴者,并失去一切法力。"(采自 Luschan 1891)

由此可以想象，它在人的身上会有多大的效果！除了神圣的男童草酒和曼德拉草之外，在古希腊还有其他一些催欲物品值得一提，一些伟大的医生也都曾或多或少进行过描述。其中就包括了白屈菜、艾蒿、白芷、某些矿物（石膏、黄玉、玛瑙、钟乳石）、乌鱼、各种动物的睾丸和生殖器以及被荷马赞颂的神药"毛莉"(moly)，有人认为这是一种野生大蒜（参阅 Harris 1984），也有人认为是草原欧骆驼蓬（参阅 Stark 1984：61）。但所有这些，却都没有爱神和酒神祭祀上使用的神草那么强劲。当然只有传说中的 Hippomanes（直译为马粮）除外。这种东西可能是新生小马的"胎膜"，也可能是胎儿尿囊的扎结（在小马的羊水中独立存在的物体）。把这种马粮磨成粉末，再加入意中人的血，共同饮用后可进入极乐天国。

纵情声色的罗马人

火暴的笛声让热血沸腾，
普里阿普斯的女祭司们开始癫狂。
酒力和色欲驱赶着她们，
放声尖叫长发飘漾。
只见她们目发媚光、
面颊红润、乳房颤荡；
淫乐召唤，无比疯癫。
高声呼叫，狂热难当……
……淫欲之舞让人陶醉放纵，
衰老的普里阿普斯阳器重现风光。

——尤维纳尔（Juvenal）的《讽刺诗》（*Satiren*）

罗马人是古希腊的子孙。他们模仿古希腊人的生活方式，继承了很多前者的文化特征，尤其是他们的神灵，但赋予另外的名称礼拜敬仰，例如狄俄尼索斯变成了酒神巴克科斯，阿佛洛狄忒变成了美丽的维纳斯，但阿佛洛狄忒的儿子普里阿普斯却保留了原来的名字，和他的生殖品性，变成了壮阳剂之神，罗马人称催欲药为爱药或者爱浆。在普里阿普斯神像前，男人祈求性力，女人祈求激情，女巫们祈求有效的性爱魔法，而他的女祭司们则祈求更好的收益。普里阿普斯的阳器，被涂抹有刺激作用的油膏，因为它不仅是女人阴户中快感的源泉，而且——只有涂抹油膏——也会在男人后宫挺拔勃起。在神像脚下种植着催欲类植物。在神灵的庇护下，繁茂地成长着茴芹（Pimpinella anisum）、芥蓝（Brassica eruca）、欧洲防风（Pastinaca sativa）、香薄荷（Satureja hortensis）等药草都成为有效的"爱药"。它们都被看作是激发热情和刺激欲望的药剂，据说可以让精液流畅而产生最佳的快感。罗马人的"爱浆"，由山羊和狼的睾丸、骨髓和干枯的人肝以及几种毒草制成。同样，爱神甜蜜的阴毛也被当作药材使用。这种爱浆不仅能够提升性渴望和性快感，它同样具有恢复青春和延长寿命的声誉。而且可以消除虚弱，提高生命力。这种爱浆在罗马的各个集市上都能买到。普通百姓和贵族均可以享用。它尤其受到贵族的青睐，据说可以使淫乐和狂欢中消耗的体力得以恢复，并为今后的淫乐献上一剂补药。

据说，卡利古拉和尼禄两位罗马皇帝，均大量饮用这种汤剂，以满足自己的性欲。克劳狄皇帝的淫荡成性的妻子墨莎丽娜，每天都饮用这种爱浆，并请她的众多情夫同样享用，以使他们的淫乐狂欢更加放纵无度。

在皇家层面，还有一种名为 sandix – ceropolium 的草药很受青睐。罗马皇帝提比略据说为此疯狂，要求他的藩属条顿部族向他献此物作为贡品，以便继续沉湎于他的淫乐狂欢之中。

但是，此类狂欢不仅宫廷举办，同样也在私人宅第中举行。他们仍然借用祭祀酒神的名义，只是淡化了原有的神秘色彩。在这种活动中，葡萄酒起兴奋剂和催欲药的作用。哲学家塞涅卡（Seneca）曾愤懑地说：

> 葡萄酒的威力一旦控制了众人，他们迄今隐蔽的丑态立即显现了出来。醉酒不仅造就了我们的恶习，而且还把它暴露在光天化日之下。这些色情狂，甚至等不及进入卧室，就在现场满足自己的淫欲。（参阅 Preiser 1981：307）

罗马作家普林尼曾把酗酒看成是淫乐的教师爷，并当成是婚姻破坏者加以谴责，因为"酒后的眼睛里散发着对别人妻子的贪欲之光"。在这种很快就被公开禁止、只能秘密进行的放荡而无礼的狂欢中，人们也开始了用荨麻自虐的活动。情侣们手执新鲜的粗荨麻枝条抽打对方——直到皮肤发红，精力充沛，普里阿普斯力量显现。据说，荨麻中含有催欲油脂。也有人说，女人用荨麻叶揉搓自己的阴部，直到发热，可导致高潮的到来。

罗马人虽然知道大麻，却不肯使用，因为学者们散布谣传说其籽粒会导致阳痿。看来阳痿当时是罗马人最惧怕的毛病。他们认为，阳痿是女巫的把戏，是她们吞噬了阴茎的肌肉，或许也是淫荡过度的结果。但是，如果夜里在一个交叉路口踩到粪便或尸体，同样会引发阳痿，很多资料上就是这样说的。为解决这一疾患，罗马人到处寻医问药。但医生们推荐的特殊药品制作程序相当烦琐（就像仇视淫乐的普林尼提供的配方那样）。例如，用驴的生殖器揉搓疲软的阳器，用公牛刚交尾后撒的尿液清洗阳器，或者用秃鹫的右肺叶包在鹤皮里当作护身符佩戴在身上，用公鸡的右侧睾丸包在红脊羊皮里随身携带，用鳄鱼的犬齿绑在胳膊上，或者用老鼠粪涂抹。罗马诗人奥维德在他的《爱的艺术》中，还建议服用白葱头、鸡蛋、蜂蜜和松子。

如果医生不能解决阳痿的问题，人们就去求助普里阿普斯的女祭司。罗马作家佩特罗尼乌斯在他的情色小说《男童草》里，就用幽默讥讽的笔触，描写了这样一个女人的工作状况。主人公先是被请去付款，然后用魔咒进行治疗。但效果却没有出现。于是，普里阿普斯的女佣终于采取了神灵"秘规"手段：

> 她取出了一只皮质的阴茎。用油膏、胡椒粉和细磨的荨麻子在上面揉搓，然后缓慢插入我的肛门里面。同时，那个冷酷的老女人又把同样的液汁浇在我的大腿上。然后她又把荨麻子掺以艾蒿浇到我的生殖器上；最后她拿起一把绿色荨麻枝条，缓缓敲打我的整个肚皮。（参阅 *Satyricon* 137）

阿拉伯之夜与天国玉人

用天国女郎之吻，
换取鸦片来代替性交。

——亚奇迪人（Yazdi）歌谣

古希腊的神教式催欲文化，在罗马时期已经逐渐消亡。而在欧洲，迅速扩张的基督教彻底把它消除干净。但希腊的性文化遗产，却在中东"异教"地区，得以蓬勃再生。中东地区不仅欢迎这种性开放，而且还对催欲药物采取积极的态度。希腊的"男童草"在这里被称为"撒拉卜"，意为狐睾。"狐睾"名震整个地中海地区，直至波斯，成为远近交易的催欲药剂。它是用红门兰根茎、面粉、调味品和蜂蜜制成。同样，曼德拉草也被当作催欲药和助爱用品使用。它的果实被称为"爱果"，作为性爱兴奋剂食用，其干叶被吸食，根茎泡醋饮用。很多在希腊被当作有催欲作用的鸟类，如鸽子、公鸡和麻雀，在中东具有同样的声誉和效果。葡萄酒也被崇敬为"恋人琼浆"和催欲药剂：

> 两个恋人已共处一月有余，他们无法抑制自己的游戏，不论白天还是晚上；箭镞始终对准靶心，像美酒蜜糖一样贯穿他们的身体；他们间或举起装满酒的金杯，间或拥抱在一起，就像樟脑和玫瑰间的缠绵，间或又用油膏涂抹他们的伤口。（参阅 Gorgani 1979：63）

但中东不仅受到希腊文化的影响。有很多文化特征来自埃及、波斯、阿富汗和印度。在这些影响中，古老的希腊和埃及的催欲药品种也不断扩大。随着伊斯兰教的进入，饮酒虽遭禁止，但肉欲并未被妖魔化，催欲药的使用也未遭批判。性交被看作是神圣的，能够达到欢愉极致，即使安拉本人也会欣慰。在9世纪，曾出现一种神秘主义派别"苏非派"，借助《古兰经》某些诡秘章节，宣扬通过性结合——不论和男人或和女人——寻求天神的极乐和神奇经历：

> 你们男人和女人所获得的爱，有助于寻找神灵。他们把性欲欢乐当作灵与肉结合一体的手段。当你插入到可爱的精灵身体时，你们就和神灵结合为一体了。交媾达到极乐境界，是获得神奇欢乐高潮的手段。(参阅 Mandel 1983：48)

苏非派还发现了一种神奇的药草，服用后可接近神灵并激发热情：那就是印度大麻。(参阅 Nahas 1982：816 ff.)

《古兰经》——与《圣经》不同——允许其教徒进行各种形式的交媾：

> 女人是你们的田地，到你们的田地里去吧，不论以何种方式。(参阅《古兰经》，Ⅱ.Sure)

这样，性行为就被允许成为纯欢娱，而不仅是为了生育。男人甚至被允许用他的犁杖，耕耘田地的每一垄沟壑。由于中东地区早在伊斯兰教进来之前，男人和女人的后门即为犁杖开放，所以伊斯兰信徒继续沉湎在这样的欢乐之中。《古兰经》明确指出，重要的是维持男女间的爱情。爱情的目的始终如一：性的结合。为了维护爱情——也包括性交能力——存在很多方法。女人可以给不忠的男人食品和饮料中放入几滴她们的尿液或经血。有时她们会佩戴曼德拉草根作为护身符，或把经过烟熏的蝙蝠皮缝在男人的衣服里面。作为性爱法器或爱浆的，还可以是独活草根、月桂树枝、麻雀脑、鸽子血或心、被蚂蚁咬过的蟾蜍左侧骨头以及公鸡、驴和马的睾丸。男人如果想让他的女人忠诚，可以在她的饭食里放入烧过的手指甲或脚趾甲灰。

作为"淫乐门户"阴道的状态，本身就具备催欲的品质：

> 在年轻女人身上，它丰满而美观；阴唇很长，开口很大，周围均衡而圆润。它很柔软、有诱惑力，是十分完善的……愿上帝赋予我们一个这样的阴户！阿门。它很温暖、紧缩和干燥；甚至会感到，它随时会喷射出一股火焰。它的形状高雅，香气逼人；它外部的白皙与中间的绯红形成鲜明的对照。（参阅 *Duft. Gart.* IX）

在中东，男人认定，只有紧缩的阴道才能给人以足够的快感和满足。因此，劝告女人要用明矾紧缩自己的"产门"。做法是把明矾撒进扩张的阴道，或者用盐水洗涤私处。如果再把有收敛作用的胡桃树皮加进去，那么洗涤的效果更为明显。最美的阴户是无毛者或去毛者。它的魅力显而易见，它的表相和第二门户肛门恰好相得益彰。因此建议女人要经常剃刮自己的阴毛，尤其是长有"刺毛"或"蜂刺"的女人。光露的阴户要用散沫花油涂抹。它显现红润并发热，实际是为性爱享受做好准备。散沫花油在中东被当作催欲药剂使用："请涂抹散沫花油吧！它让人年轻、美丽，它促进性交合。"（参阅 Anas）所以，除私处外，也在手指、脚心和额头涂抹散沫花油。对中东人来说，私处的味道也很重要。或者应该把不好的味道去除，或者增加有诱惑力的好味道。如果用锑和乳香去除异味，就应该用玫瑰或爱神木水清洗私处，或者用一快蘸有薰衣草或麝香的布揉擦阴道。阴道的香味可以加入麝香酒或豆蔻使其甘甜。美斯可香水（Mesk）深受青睐，但它的制作相当复杂：

> 取小鸽子或稚嫩的骆驼，用喷有玫瑰水和最好的丁香喂养七天；然后用涂有油膏的玻璃杯置于动物的身下，让被杀动物的血滴入玻璃杯内，盖好盖防止尘土进入。血液在玻璃杯中干燥后，把其中的五分之一克放入一克美斯可香水中搅拌，把此混合物置

入涂有阿拉伯橡胶的膀胱中保存。（参阅 Stern 1903，Ⅱ：256）

所有这些私密香水，都具有两个优点：第一是可以美化女性的芳香，第二是具有催欲的作用。就像优美、芳香、光滑、绯红色的阴户对男人具有催欲作用一样，"把女人的全部魅力……献给强劲的阳器"（参阅 *Duft. Gart.*，XVIII）。 过短、过细、过软、过小的阴茎会使女人反感。根据伊斯兰法律，男人阳痿可作为离婚的理由。 所以男人必须采取一切手段保持强有力的阴茎，用挺拔的勃起给女人带来幸福。

阳痿可能来自阴茎的疾患；也可能是女巫或巫师施加魔法的结果，或者阴茎经受了急剧的温度变化而使精子败坏而引起。这种阳痿可以通过每日在清真寺的两次祈祷获得治愈，或者食用药膳、药品，或用油膏涂抹阴茎治疗。一种甜食据说也有医疗效果：其成分是：蜂蜜、生姜、甘菊、醋、嚏根草、大蒜、桂皮、肉豆蔻、小豆蔻、花楸果、辣椒。它同时对健康人具有催欲作用。为了强化阴茎勃起，还有下列一种复杂的配方：

> 取薰衣草和藏红花叶尖各 15 克，野生胡萝卜和茴芹各 20 克，橙花果 25 枚，干枣 50 颗，蛋黄 4 份，纯井水 500 克，在一只封闭的带釉陶罐中煮 25 分钟；从火上取下，仔细过滤，待它成糊状，再加入 50 克纯蜂蜜和两只鸽子的血。使劲摇晃陶罐 3 次到 4 次，置放 24 小时，使其内容混合均匀。然后再用细筛滤过，药剂即成。睡觉前和房事前半个小时服用 1 到 2 小调羹，一周之久。（参阅 Stern 1903，Ⅱ：252）

早泄被看作是短期阳痿，可以食用肉豆蔻、贡香和蜂蜜医治。这两类阳痿"均可通过抚摩阴茎和刺激睾丸而避免，先知也是这样做的"（参阅 Omer Haleby）。也可以用很多鸡蛋、鱼、骆驼胃壁、羊肉加上兰芹、茴芹和茴香放在一起煮后，再加各种动物睾丸、芦笋、开心果和块菌一起服用。（参阅 Rosner 1974，Cosman 1983）

在伊斯兰国家，使用催欲药是完全合法的。平淡的性行为是不好的，只有健康的才是好的。因此，能够维持性能力和促成性欢愉的手段也是受到欢迎的。尽管《古兰经》禁止饮酒，但却允许食用"产生舒适感"的植物。因此，被称为特尔法斯（terfas）的"奇香的管状蘑菇"被食用，"其对大脑的刺激效果和赋予神经系统的精力，有助于交媾的进行"。（参阅 Stern 1903，Ⅱ：245）此种在生物学上尚无定论的蘑菇，当然不是唯一的神经类催欲药物。13 世纪威尼斯旅行家马可·波罗曾在他的游记中讲过他在波斯听到的"山中老人"的故事。山中老人是一名穆斯林，名字叫阿拉丁，家中有一座美丽的花园：

> 在两座高山之间的一个美丽的山谷里，他开辟了一块美妙的花园，其中生长着香甜的水果和芬芳的花卉。建筑在各层梯田之上的各种形式的大小殿堂，均装饰有黄金匾额、油画和丝绸。在这些房舍之间可见很多喷泉，喷射着清澈而纯净的水花；在另外的角落里流淌着满是葡萄酒、牛奶和蜂蜜的小溪。殿堂里面住着能歌善舞的美妙少女，演奏着各式各样的乐器，给人带来欢愉。她们穿着贵重的服饰，使花园和亭阁充满快乐和欢欣。但她们却被监护人关在房舍之中，不许出来见人。如此美丽的园林，并不是贵胄主人的随意所为。因为，穆罕默德曾向他的信徒许诺，给予天堂般的欢娱，包括在美女当中享受各种性爱的快感。

这个符合穆斯林教义、散发麝香芬芳的乐园和符合伊斯兰理想的美女如云的天国，山中老人为他的宠儿们开放：

> 在固定的时间里，他给十到十二名少年服用安眠药物，等待他们陷入死亡般睡眠状态时，他就把他们分别安置在堂殿的各个房间之中。他们从沉睡中醒来时，会被周围的一切所陶醉。每个

人的周围都有绝色少女在歌唱、嬉戏,他的目光被媚色所吸引。她们为他送上美味佳肴和葡萄酒,直到他被乐园里超凡的款待所迷醉,蓦然产生狂野的欲望,放弃一切其他欢愉。

但是,这些宠儿停留几日后必须离开。如果被问道,他们在什么地方,他们会异口同声地说:"在天国里!"——凡到过乐园一次,他就会铭刻在心,始终渴望再次进入。山中老人向他的宠儿们保证可以再次返回乐园,但条件是必须为他完成几次卑鄙的谋杀。以上就是马可·波罗的叙述。

有关这个色情乐园的描述,令很多中东专家绞尽脑汁。是历史的真实,还是传说?难道"山中老人"就是伊斯兰阿萨辛派部族的暴君哈桑·萨巴哈吗?那些宠儿喝的又是什么呢?15 世纪的另一个类似的故事说,那些少年喝的是葡萄酒加印度大麻。这个故事的译者哈默尔—普格斯塔(Hammer-Purgstall)猜测,这种饮料中也可能加入了鸦片和天仙子。

印度大麻(Cannabis indica 或 Cannabis sativa),公元 8 世纪就在中东地区传播甚广,同样被穆斯林当作麻醉剂和催欲药受到青睐。按照阿拉伯医生的说法,印度大麻可以打开"欲望的大门",但长期服用会抑制性欲。(参阅 Nahas 1982:823)

在波斯文学中,印度大麻也备受称赞。在 12 世纪诗人马萨蒂(Mahsati)的诗歌中,有这样的句子:

"大麻使龟头变成一支箭弩;
不论原来如何,现却增大两倍。"

"大麻给理性带来彻悟;
但吃了它却会变成驴子。"

"我把人人当成驴子的粪门,

他们不配享用大麻的欢愉籽粒。"

(参阅 Gelpke 1982：68-69)

尽管《古兰经》禁止饮酒，但它仍然受到很多穆斯林的青睐，继续作为催欲药物使用——当然只能适量，或者掺入麝香或印度大麻中享用。但印度大麻酒的威力并不那样强劲，还无法认定它就是马可·波罗所描写的天国乐园中的饮料。但用鸦片、印度大麻、天仙子制成的混合饮料的威力，却更接近情色乐园的梦境。

鸦片在中东有着悠久的历史。它先是作为药用，被看做是安拉神力的象征，为寻欢作乐而口服或吸食。它会引起诡秘的幻觉，可以表现为对安拉无所不在的爱戴，因而可以一瞥天国的胜景。鸦片也可用作催欲药，尽管长期服用会降低肉体性欲而被诡秘性欲的梦幻经历所取代。它会制造天仙圣女的幻觉，梦幻者将与这些仙女结合。肉体性欲将通过鸦片的媒介转变成诡秘情色行为。服用鸦片可使人丢掉开启新娘闺阁的钥匙，而达到通向极乐绿洲的入口。鸦片具有"情色非物质化"的效果，它是一个催欲的神话。(参阅 Gelpke 1982：57)

为达到鸦片的肉体催欲效果，就必须与印度大麻混用。在波斯，这种混合物叫做"妖魔精灵"。在整个中东地区，还有一种所谓"逍遥丸"，可以刺激性爱行为提高欢愉程度。(参阅 Berge & Riecke 1845：101) 它的成分包括曼德拉草、印度大麻和各种催欲调料。后宫宫女使用的最著名的催欲药剂是"后宫丸"，也是类似的混合药物。除了鸦片和印度大麻外，还有大麻花、丁香、麝香、龙涎香、椰子粉、肉豆蔻果、藏红花、蜂蜜、珍珠。

还有一种摩洛哥的果酱"麻醇"，用蜂蜜、松子、坚果、甜杏仁、少许黄油、面粉、脂麻、印度大麻和斑蝥混合制成。从这个配方看，特别是中东地区的"逍遥丸"与哈默尔—普格斯塔所猜测的礼仪汤剂——不论从植物学还是从药理上看——属于最为接近。这种同样在印度为人熟知的混合剂：大麻、茄科植物、鸦片和调料（特别是肉豆蔻和丁香），实际上是把各种具有麻醉和催欲效果的物质结合在一起，可以在人体各个部位的神经结点上起作用。混合药剂的各个成分分别对某一神经传递素产生特殊的作用。混合在一起，则对整个神经系统产生影响，这就意味着，东方逍遥丸是一个相当强劲的药物，可以在几个小时内彻底改变意识和肉体状态。（参阅 Rätsch 1985）难道这种逍遥丸就是解开情色神秘的穆斯林乐园的钥匙吗？

第三章
炼丹与巫术

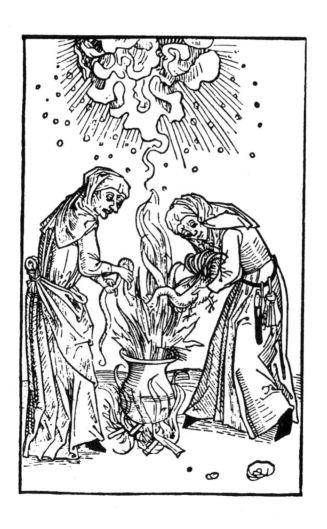

爱情魔法

疯狂的禁果乱滚一地,
香曼陀罗已吹响号角。
交尾中的一群癞蛤蟆,
像从奶嘴里吸吮淫药。

粗糙而皱巴的癞皮,
在蠕动中犹如咀嚼。
让草药煮得热气冒,
让爱情在上面狂跳。

这就是力量,
来自那香茎。
我不由笑着,
从梦中苏醒。

——加兰·赛义德(Galan Seid)

中世纪是一个催欲药和性爱汤、性自虐、女巫和炼丹术士盛行的时代。"纵欲之乐"允许用各种手段加以激发,只要是不突破那罪孽的玻璃围障。贝托尔特·冯·弗赖布格(Berthold von Freburg)于13世纪曾在他的《忏悔大全》(Summa Confessorum)中描写过,夫妻的行为如何才能不招致上帝的愤怒。他说,有些夫妻"淫乐过度",要求"一再做那件事,而且还无耻地相互抚摩,吃热的食品和喝烈性饮料,以便能够经常去做那件事,他们犯下了死罪,更像是嫖妓而不像是夫妻"。贝托尔特继续说,问题不在于使用何等手段,而在于有无犯罪的意图。如果夫妻"做此事时出现障碍……例如其中一人过于冷漠或不育,但他们希望要孩子,那么相互刺激,吃热食品和喝烈性饮料，目的是为了生育，那就不算是犯罪"。

也就是说：肯定催欲药的作用——但必须是为了怀孕。如果只是为了纯粹快感，那就是犯罪。快感就是罪孽……

圣女希尔德加德·冯·宾根（Hildegard von Bingen），谈到酒神之仙酿葡萄酒具有催欲功能时，在她的医书中这样写道：

> 葡萄酒是大地的血液，在地下就如同人的血液：它和人的血液有某种共同之处，因而就像是旋转的车轮，飞快地从膀胱到骨髓运转，以一种非凡强烈的热量赋予性的欲望。因此，一个人如果想饮用高贵而烈性的葡萄酒，就应该掺些水进去，以降低它的力度和热量，能够自控。

这位修女不仅了解葡萄酒中蕴藏的禁忌的品质。她还知道曼德拉草是古代希腊的催欲药和神秘的性爱用品，其根茎会致使性放纵，因此必须加以反对。

由于中世纪最重要的医学文献均来自希腊和罗马医生的作品（例如狄奥斯科里得斯、普林尼），所以古希腊和古罗马时期的催欲药，同样在中欧地区得以传播和使用。吉卜赛人迁徙至中欧时，同时也带来了有关魔法草药的知识和足够的曼陀罗种子，让它们在当地生根开花。与此同时，也传来很多有关阿拉伯医生和炼丹术士的传说。在中欧，有一批炼丹术士、玫瑰十字团、唐普勒骑士团等均继承了古老的传统，开发了一些蜕变方法，并大多服务于高层人士。他们公开寻找智慧石、神石或长生不老药，臆造出来青春泉和期望用铅制造出黄金。他们对外身份是医生、宫廷星象师、顾问和法师。他们经常被委托制造性爱汤剂和保持男人性力的药物。这时他们往往借助于来自东方的传统。

中世纪也是一个瘟疫盛行的时代。鼠疫造成了牺牲，死神为舞蹈伴奏，"安东尼之火"燃烧在人们的头脑中。由麦角毒素引发的传染病，变成了群体性幻觉症。地狱来到了人间。由于病因不明，又必须要找到，于是人们在中世纪，就编造了女巫的故事。由于女巫掌握催欲药剂的制作技术，所以被认定是邪恶势力，并被戴上反基督教分子的帽子。对"女巫"如何定性，近年来进行了很多讨论。她们只是一种社会模式吗？她们只存在于宗教审判法官的头脑里吗？她们是稳婆或者妇科护士吗？或者甚至是女权主义者吗？或者，像科琴罗伊特说的那样，是中世纪的世外高人？是酒神文化和现代嬉皮士之间的链接？是无政府主义者？娼妓？双性人？或者像阿图尔·伊文斯猜测的那样，是同性恋文化的成员，是一种性神秘教派？或者是萨满、异教预言家、智者、草药专家、吸毒者、肉欲原罪者、妄想者、修女会成员、魔鬼同盟者？是她而不是他偷吃了智慧树上之果吗？她是恶魔之子？原罪之子吗？

所有这些问题都提出过上百次，但却基本没有答案。我们唯一知道的"女巫"，就是她们与统治阶层和教会对立。她们是统治者的眼中刺，为了除掉这根刺，采取了各种方法："神圣的宗教审判庭"要拯救和清洗人类，把聚集在女巫身上的魔鬼驱赶出去。宗教审判庭为我们描绘了他们眼中女巫的形象。她们原则上是魔鬼化身，反对基督教，与魔鬼结盟，实施损人的魔法，特别是以催欲的方式，沉迷在安息日巫魔盛会的淫乐之中。

宗教审判庭的法官指责"女巫"制造性爱汤剂，不是为了生育后代，而是为了产生违背自然的性欲，不仅制造而且使用这些膏剂和饮品，夜间外出参加安息日的巫魔盛会，以效忠恶魔。对宗教审判庭来说，女巫参加安息日巫魔会，是基督教男士可以想象的最为罪恶的丑陋行为。

女巫们骑在笤帚、粪叉、锅铲和打谷棒上，在夜间飞行，去一个秘密的地点集会。她们这时变成各种动物，特别是猫或癞蛤蟆。

在举行盛会的布洛克山上，她们在巫魔酒筵上，狂饮让人发疯的饮品，在淫乐的陶醉下，狂食粪便污物，还有不少凶恶的兽类伴随。魔鬼也会现身，让女巫们忏悔她们做过的最丑陋的淫荡罪行，并亲吻魔鬼的肛门。最后，雌雄同体的魔王撒旦（半男半女，半人半兽），

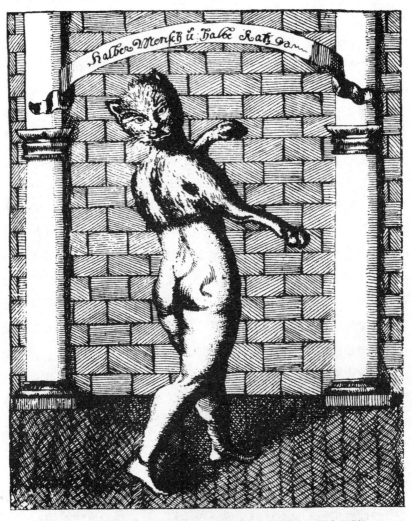

在中世纪末和近代初期,人们把代表性放纵和催欲药物的女巫说成是猫怪。放荡不羁的女人会变成猫,去与魔鬼通奸。在欧洲日耳曼地区,猫是爱神和预言女神弗莱娅的化身。(采自 Schmach 1679)

长有巨大的阴茎，但其顶部却不是龟头，而是一个潮湿的阴户，他与女巫进行变态的交媾（即肛交），喷射冰冷的精液。最后，整个巫魔集团陷入一场野蛮的狂欢，这就是安息日巫魔盛会的高潮。按照弗里邵尔《民俗史》的描绘，任何性欲梦想均可在这里得到满足。

> 同性性爱，三方性爱（两男一女或两女一男），男女分组性爱。身体的一切敏感部位均被激发，一切姿势均得到满足。如果男子性根疲软，魔鬼的坚硬舌头即前来替代，或者把尖爪抽回，用手当作男性阴茎使用。（参阅 Foral 1981：118）

为了丰富人们对这种淫荡的巫魔盛会的想象，宗教审判庭的先生们需要女巫的帮助。为使这种想象保持鲜活，谴责性欲快感的正人君子们，需要有人做他们的牺牲品。于是出现了对女巫实施火刑的欲望。实际上，这种制裁女巫的方式，恰恰在他们身上产生了催欲效果。严格禁欲的规定，却激发了他们追捕女巫的快感。这当然是一种意淫，只存在于法官的头脑当中。那里才是催欲药剂发挥作用的地方。对女巫淫荡的一切指责，实际都是宗教审判法官的意识里的臆造。

有关女巫安息日巫魔盛会的描绘，当然出于丰富的想象力。但却有一个部分基于现实基础之上：那就是涂抹油膏。

绞架精灵与情爱牢笼

> 先是进入梦境,
> 狂野美妙飞翔;
> 继而放纵饱餐,
> 犹如杂乱市场;
> 最后恍惚荡漾,
> 进入淫乐无上。
> ——威尔—埃里希·波伊克特(Will-Erich Peuckert)

"有各种眼膏,会使我们突然看到空中魔鬼的影子,"来自内特斯海姆的海因里希·科内留斯·阿格里帕(Heinrich Conelius Agrippa)在他的《魔法集锦》(*Magischen Werken*)中写道,"我自己也知道,可以用人的胆汁、黑猫的眼睛以及其他一些东西制作这样的膏剂。"可惜的是,这位医生、神学家兼魔法师没有告诉我们这"其他东西"是什么。因为这些"自然和天赐的东西具有特殊的力量",它主要针对我们的意识,可以使人的意识"加强、改变或者变化"。阿格里帕指的是"女巫油膏"和它的威力。他的学生约翰内斯·魏耶(Johannes Weier)介绍说,这种药膏里面还有所谓的"童子膘"、芹菜汁、毛茛菜、委陵菜、土烟叶。在另外一份油毒麦的配方中还包含有天仙子、毒芹、红黑罂粟(即罂粟叶及鸦片)、莴苣、马齿苋和油脂。

约翰内斯·普里托里乌斯(Johannes Praettorius)在1669年出版的《布洛克山记事》(*Blocks Berges Verrichtung*)中,记载了帕拉塞尔苏斯(Paracelsus)的一段讲述:"女巫用新生儿的肉制作女巫油膏,她们先把肉煮成粥状,加入催眠草药,例如罂粟、茄科植物、毒芹等。女巫们一边涂抹药膏,一边口中念念有词:'向上走随我愿,闯火墙穿窗栏,身变小钻针眼,有魔鬼来助战。'"

女巫被审判时,问到巫魔盛会和女巫油膏时,都说她们经历了欲

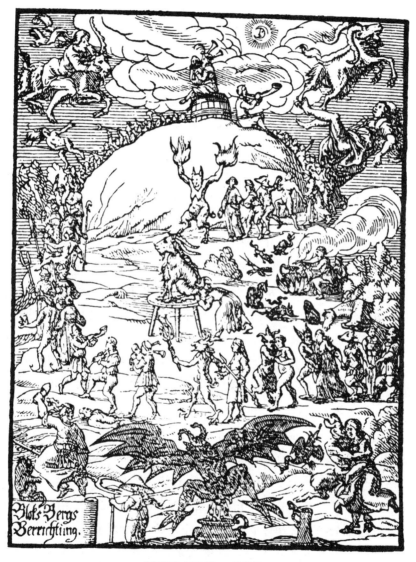

《布洛克山记事》一书的插图

死欲仙的快感,"享受了奇妙的激情的欢愉。"28岁的玛丽·德拉尔德(Marie de Ralde)说,她在其中获得的"快感和满足,远比教堂的礼拜更为强烈"。根据约翰娜·迪巴松(Johanna Dibasson)的供词,"巫魔盛会是真正的天国乐园,可以使人获得无法描绘的欢愉。到那里去的人,都觉得时间太短,无法品尝所有的欢乐和幸福,当他们离开时,都带着别离的伤感和重返的渴望"。——"那确实是一种超凡的欢乐"。其他女巫也承认,"绝不是来自凡间"。

为获得这样天堂般美妙的享受,最重要的辅助药品,就是女巫油膏和迷幻药膏。它们在中世纪是用知名的催欲药剂和某些制欲药物混制而成(见下表)。从其药理结构看,很像是"东方逍遥丸"。其中效果最好的成分是茄科植物,自古希腊罗马时期就当作性爱刺激素使用。

根据中世纪的传说,曼德拉草根先是变成了绞架精灵,后来又被供奉为家庭小精灵。先是如此称呼小树桩,后又变成了小矮人。甚至圣殿骑士尊崇的一个偶像,名字就叫曼德拉。

实际上,这种魔根是和性爱、死亡和魔鬼联系在一起的。

中世纪的刽子手,一向在魔鬼事业和女巫迷幻之间扮演一个阴暗的角色。他们私下里贩卖绞索、绞架铁钉、绞架木片,以及曼德拉草和绞架近旁生长的其他植物。这些物品中据说蕴藏着同样阴暗的魔法。它们可以加工成爱情护身符或制作女巫油膏。曼德拉草不是一般的植物,也不是自身培育出来的普通药草。

因淫荡罪(!)而被绞死的无辜者的精子,会使绞架周围的土地受孕,生长出这样的植物。被绞死者的离世是如下这样描写的:

> 从第二颈椎骨起,长有所谓的齿状突起。这只"牙"嵌入第一颈椎的一个凹槽即寰椎中。一个人被处以绞刑,正确的做法是把绞索套在他左耳下方,以便在死亡的瞬间,齿状突起立即断裂。而其产生的效果则是死者在死亡瞬间发生最后一次射精。爱神和死神把绞架变成了婚床,让死者经历最后一次性爱高潮。(参阅Mumford 1984:86f.)

女巫油膏和迷幻药膏的成分

大多数成分均可单独做催欲药使用,某些却恰好相反,还有些不具备任何效用。

制欲剂	催欲药	无特殊作用
毒芹（Cicuta virosa）	人油、狼油、蟾蜍毒	委陵菜（Potentiella）
芹叶钩吻（Conium maculatum）	蝙蝠血、斑蝥、	毒麦（Lolium temulentum）
白睡莲（Nymphea alba）	芹菜（Apium）	
欧洲萍蓬草（Nuphar luteum）	欧芹（Petroselium）	杨树（Populus）
莴苣（Lactuca）	水田芥（Nasturium）	
红花马齿苋（Portulaca）		
	欧洲防风（Pastinaca）	
	菖蒲（Acorus calamus）	
	舟形乌头（Aconitum napellus）	
	大麻（Cannabis sativa）	
	鸦片	
	曼德拉草（Mandragora）	
	曼陀罗（Datura）	
	颠茄（Atropa）	
	茄科植物（Solanum）	
	嚏根草（diverse）	
	大戟（Euphorbia）	
	鸢尾（Iris）	
	野甘草（Scopolia）	

这最后的快感与从前的罪行一样仍然是罪孽,因为射精的目的,不是为了生育一名基督徒——这就是绞架精灵的由来。精子射中的土

地，将生出催欲根茎，等待胆大的人前去挖取：刽子手或者其他阴暗人物。这种根茎必须由黑犬在夜里拔出来。因为拔出时，根茎会发出一声喊叫，谁听到了这个声音，就得丧失生命，因为他在黑暗中吸进了炽热的根气。于是，绞刑精灵诞生了。用根茎雕刻一个小人儿，佩戴它有助于性爱和发财，但同时也走近了罪孽。炼丹术士用根茎提炼出曼德拉催欲魔汤。它也可以与醋同饮，当作性爱汤和长寿水享用。女巫们把绞架精灵变成癞蛤蟆，作为自己的助手，帮助它们施法和制造药膏。

除了曼德拉草，其他茄科植物同样适合成为制膏材料。天仙子也在大多数配方中提到，它的熏烟可使性自虐者在疯狂巡游和鞭笞仪式中，变得痴迷并获得性欲极乐。在近代早期的性爱汤剂中，也常常使用野甘草、龙葵，为膏剂增加诡秘的力量。而颠茄就更加神奇，据说这种植物有时会变成一个绝色淫荡女子（所以称为 Belladonna!），所以也经常加以使用。女巫油膏的早期配方中，特别喜欢使用曼陀罗。这种开白花的植物，起初并不生长在欧洲，估计是吉卜赛人把它带到了我们这个纬度。这种植物的美丽和内含的威力，使它罩上了神秘而魔幻的光环。与世界各地一样，曼陀罗也在欧洲被当作催欲药和镇痛药物使用。如果以恰当的剂量使用了这种"既是蜜又是胆"的植物，就会欢快、贪欲和放纵。但大剂量使用，却会被夺去意志，而变成了"情爱的牢笼"；在 17 世纪的一篇报告中，就是因此而把曼陀罗定性为邪药：

> 借助此种药物，某些人可以与女人求欢，甚至可以做出一切事情。所以我认为，在地球上能使人做出如此邪恶事情，除了此种有害草药，是不会再有别的了。

除了茄科植物，女巫油膏中还含有吗啡类成分（罂粟、鸦片、莴苣、睡莲），以及大麻类产品（花、叶和印度大麻），有时也加入未经开光和受到污染的圣饼，以及在安息日巫魔盛会上曾插入女巫肛门的

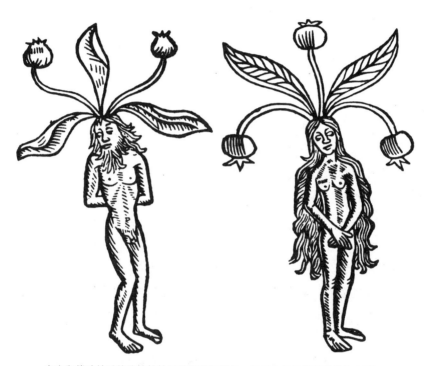

产生和催助性爱的雌株雄株两种曼德拉草根，显示为相当放荡的植物人形。用这种植物的根可以制作性爱护身符和吉祥物。法国女英雄贞德当年曾佩戴这样的护身符，因而受到世人的责备。（采自 *Ortus sanitatis*）

蜡烛，蝙蝠血、斑蝥以及童子油。令人吃惊的是，这种女巫油膏的配方，竟然和外科手术使用的镇痛剂和麻醉药物相类似，其中也包含有曼德拉草根、天仙子、鸦片、莴苣和樟脑。

迷幻药膏制成以后，女巫们才能够施展魔法。她们先脱光衣服，全身涂抹油膏。特别是在太阳穴、额头、耳根、心窝、腋下、膝窝和阴部。涂膏本身也是一种情色礼仪。有时她们也借助阴茎状物件，例如笤帚把柄上涂抹油膏，插入到身体的开口处。大多数情况下是自我涂抹，但也有时是众多裸女的集体行动。那个时代的一些绘画，展现了这种痴狂的情色场面。涂抹结束后，痴狂淫乐游戏开始：

> 淫乐活动瞬间，女巫的身体极度润滑和柔软。她们的四肢像顺从的鞭条一样相互交织在一起，她们的整个身体，可以伸展至超人的程度，然后又紧缩在一起。（参阅 Przybyszerski 1978：80）

涂油的身体躺在那里，进入死亡般的睡眠，但她们的灵魂，她们的灵躯或意识，却活跃在另外一个世界，参访着另一种现实。她们就是以这样的姿态，参与撒旦的狂欢。就在这时，催欲药物开始起作用，使她们的求欢欲望上升到极致：

> 为了把最后一点羞耻摆脱，她们把双手放在背后，然后翻身躺在地上，劈开双腿高高抬起，嘶哑浪叫着把自己贡献给阴茎，众神之母库柏勒的女祭司以双倍精力在她们身上苏醒，放荡的复仇女神带着超人的性力，使污秽和邪念变成了欢愉。（参阅 Przybyszerski 1979：90）

在近代，几乎所有研究女巫问题的学者，都认为，夜间外出的动力更应该来源于油膏，而不是与魔鬼的结盟。在9世纪，数位男性（!）开始亲身用油膏进行实践。他们得到了共同的结论，就是这种油膏具有催欲的效力，会使当事人上升至星际高度。威廉·穆尔西斯（Wilhelm Mrsisch）在一次瓦尔普吉斯之夜的巫魔盛会中做了有趣的亲身体验。涂抹油膏之后，确实发生了"奇妙的事情"：

> 我离开的肉体，像死一样躺在船中。我自己，或者是我的灵躯，飘飘欲仙。只要动用意念，就可以前往我想去的地方。所有的运动，都伴随着梦幻般的快感——
> …………
> 我心里明白，我可以期望到何处去，我当时渴望去参加一次瓦尔普吉斯之夜的巫魔盛会。顷刻之间我就到达。展现在我眼前的图像简直难以描绘。绝色的裸女，四处飘舞着。她们是仙女、女神还是女鬼？我不知道。肯定不是人类的灵躯。因为她们过于艳丽。我在这狂欢场面里没有看到人类。在瓦尔普吉斯之夜让灵躯来到盛会之地的本事，看来巴尔干的女巫们也已丧失。我的灵躯看到的唯一人类代表，就是一名肥胖但极具性感的黑色女人，显然是一位黑人女贵族，具有无限的性欲魅力。除了女性参与者外，就是一些鬼妖魅影；恐怖但也异美。难以描述。但他们的影像极不稳定，仿佛始终处于流火之中，犹如闪亮的蒸汽，总是从另外一个身影产生新的形象，光灿灿，难以捉摸。
> 我参加到舞群之中，希望来到最美的裸体仙女身边。她的魅力无法描绘；——终于，我和她结合。——
> 一个人类灵躯与这种生灵的纤细透明的身体进行性结合，与两个人类身体的相交相比，后者简直就是可怜的儿戏；而性爱的高潮，也变成了愚蠢而平淡的抚摩。两个灵躯结合时，并不像人类那样，只是部分身体的接触。不，它是穿透全身，飘拂全身，双方进入的是身体的每一部分，引发了无可言喻、超凡的快感。——

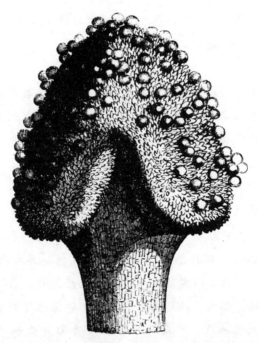

曼陀罗被放大了的带有花粉的柱头。它的形状是不是很像阴茎的龟头,因而引发人们的情色幻想呢?(采自 Figuier 1869)

我经历了超凡的梦幻享受,而且这种意识感觉的欢愉不仅是一次。我投入到一个又一个玉体,穿行、享受一个又一个新的、更美的、更让人战栗的欢愉和快感。似乎永无止境。——直到我的灵躯疲软地倒下。这种倒下,就好像倒向无比柔软、细腻的白色羽绒之上。我倒下的时间很长、很长。——(参阅 Mrsisch 1978:117 f.)

禁忌之血

> 我相信蛇和狮子,
> 神话中的神坛,
> 他的名字就是巴芙美(Baphomet)!
> ——阿莱斯特·克劳利(Aleister Crowley)

就像宗教审判庭把一切邪恶都归罪于女巫一样,文艺复兴时代的医生则把一切不幸的源泉都归罪于女人的经血。对瑞士医学家帕拉赛尔苏斯来说,"禁忌之血"就是污秽,"地球上没有任何毒药比它更为有害和更为剧烈"。如果经血接受男性精子受孕,则将生育出最可怕的怪物:

> 好吧,我还是得重新按照我的计划去写巴希利怪胎(basilisco),他为什么眼中和目光中有毒,就是我想知道的,原来他的毒素源泉来自肮脏的女人……因为这个怪胎是在女人最大的污秽中出生和成长,也就是在经血和精液结合中诞生。人们把这种混合物放入玻璃瓶和南瓜中让其腐烂。于是这个怪胎就在腐烂物中诞生了。(参阅 Völker 1976:47)

还有的医生则把经血看成是天花、梅毒、鼠疫和麻风(但却用经血治疗)的病根。饮用这样的污秽之血,则会导致精神失常,血液腐烂,并引起可怕的"性病"。(参阅 Fischer-Homberger 1984:44)

妇女的不洁,并不是变态医生的杜撰,在《圣经》中就有相应的论述(见《律法书》第3,15,19—24章):

> 女人行经,必污秽七天,凡摸她者,必不洁净到晚上。女人在污秽之中,凡她躺的物件都为不洁净。凡摸她床的,必不洁净到

晚上，并要洗衣服，用水洗澡。在女人的床上，或在她坐的物上，若有别的物件，人一摸了，必不洁净到晚上。男人若与那女人同房，染了她的污秽，就要七天不洁净；所躺的床也为不洁净。

《圣经》本身就宣布女人不洁净，为迫害女巫提供了致命的工具。不洁净之血会诞产生妖怪。如果喝了它，就会性欲大增，最后患上"性病"。中世纪几乎不知道除了这污秽之血还有什么真正的催欲药物。谁触到了它，同样会变得不洁净，和那些只为求欢而性冲动的人一样。经血变成了纯淫乐的象征。

因此，女巫一再被指责，用她们的不洁之血毒化了正派的男子，让其陷入罪孽，追随魔鬼，最终效忠于恶势力。近百种性爱汤剂配方流传了下来，其中的主要成分都是淫乐和放荡之血。大多数情况下还掺以男子的精液；但这个成分也是不洁净的，因为它必须用手淫取得，或者以非自然方式吸吮出来。一个备受谴责的女巫汤剂的典型处方中，除了妓女的经血和男人精液外，还包含猫脑、蜥蜴脑、小母狗的子宫、蟾蜍左脑壳和鬣狗的内脏。

而《摩西书》第 6 和第 7 章中说："少女想吸引男子，就会把她干燥磨成粉末的血放入食品当中。"

在某些炼丹术士圈子内，对经血保持深深的敬意（参阅 King 1974），因为他们在其中看到圣杯之血，是达到蜕变之基本原料，从中可获取长寿仙丹。这种仙丹可从蒸馏"蛇"和"红狮"中提炼出来。如果两者在转化过程中得以升华，就会制造出受圣殿骑士崇拜的雌雄同体神巴芙美。巴芙美就是长生不老药的化身。他赐予永恒的生命、无限的感悟，是超凡极乐的象征，是天赐的催欲药。"蛇"就是阴茎和精子。而"红狮"则是阴户和经血。蒸馏就是蛇狮的结合：阴茎在阴户中，精液在经血中。巴芙美就产生于淫乐的高潮，雌雄两要素重新转化为原始同一。巴芙美也是存在之渊源，两性世界之渊源，通过交媾重新获得的同一体。它就是生与死、始与终、爱情与欢乐、纯净的超验状态。他是来自男女之神，也是制造催欲药的欢喜神。他就是长生不老之魔汤。

媚药菲特

只要腹中饮下这杯魔汤，
每个女人都是海伦化身！

——歌德

中世纪和近代早期，对催欲药关心的，就不仅是宗教审判庭、女巫和炼丹术士了。不育的夫妇也向草药专家、医生和药剂师们寻求帮助。如果是女方过于冷漠，男方过于疲软，他们就需要温暖爱情和增强精力的菲特（Philtres）了。菲特或者叫媚药，根据中世纪的理论，可以"从胃进入血液直入大脑，引发幻觉，点燃爱火，并把思想集中到一个人身上，忘掉其他一切"。（参阅Gifford 1964：107）这样一来，这种汤剂就会有助于巩固婚姻。夫妻间燃起了爱火，就不需再到处寻找幸福了。

流传下来的菲特配方，使我们记起了古代的药剂，即炼丹术士的蒸馏液和给人带来灾难的女巫汤。根据1519年吉罗拉默·佛兰戈（Giroramo Falengo）的配方，一服好的催欲药应该包含有墓地黑土、蟾蜍毒汁、被绞盗贼的肉、毛驴的肺、盲婴的血、公牛的胆、重复挖掘出来的尸体的肉。

中世纪早期以来，蚂蚁体液是受到欢迎的催欲药剂。它从蒸馏林中蚂蚁、酒精和水获得。其他一些菲特的成分，还有死人衣服、狼毛、毛驴大脑和驴鞭、绞索、牛黄、被绞者的油脂和阴毛、鲸脑油、月桂种子、铃兰草、蟾蜍卵和未经洗礼的死婴皮。

到了16世纪，菲特已经可以在药店里买到了。它含有曼德拉草根、斑蝥和马鞭草。这其中，马鞭草是专为男人所取，因为它可以让男性生殖器坚硬如马鞭。在药店里还出售一种促进性爱和长寿类药品，叫做萨提罗斯汤（Diasatyricon）。包含两个完整的配方。第一个的成分有：狼的精子和睾丸、甜油、椰油、芝麻油和亚麻籽油；第二个里面有狼睾丸、桂皮、姜、胡椒、植物油、甜黄油和鸟舌。

到了 17 世纪，木乃伊酊剂成了时尚的万能药物。据说是巴黎的药剂师用真正埃及木乃伊制成，然后高价出售。这种酊剂具有强烈的爱神木味道，是治疗一切疾病的处方。它甚至被当作催欲药剂。难道古老木乃伊永生的精灵可以赋予垂死的生殖器以新生吗？在这个时期，医生和药剂师都用动物类材料制造很多药品。特别有效的当属公猪了。它的睾丸被当作强烈的催欲药物和长生不老药剂：

> 如果你年事已高，那么这种腺物，经干燥处理，磨成粉末，放入鸡汤中，可以保障男人的性力，性爱和快感的重返。（参阅 Blaze 1740，载 Coclellas 1934：519）

象征学理念决定药物的选择。"我们看一看山羊舌草的根，"帕拉塞尔苏斯曾说，"其形状难道不是男性的象征吗？"一个像生殖器模样的东西，也应该有同样的效用。最好的办法是利用动物的相关器官。

在英国 1684 版的《萨蒙药典》(*Dispensatory of Salmon*) 上，刊登了可用作催欲药的动物类药品一览表：

Aper	来自公猪	胆结石、干尾，磨成粉末，用于体虚和消瘦
Canis	来自犬类	睾丸和体液可刺激淫乐
Cervus	来自鹿	干燥，放在酒中饮用，可唤醒性欲
Equs	来自马	刺激肉欲，有助于排出胞衣
Panthera	来自豹	睾丸，女子饮用，可引发月经
Taxus	来自獾	加蜂蜜服用，引发淫乐，有助于受孕
Aquila	来自鹰	睾丸，有助于提升肉欲快感
Buteo	来自隼	睾丸，有助于生育
Gallus	来自公鸡	睾丸，有助于提高快感
Sturio	来自白鲟	其卵有助于增加精子，并刺激淫乐

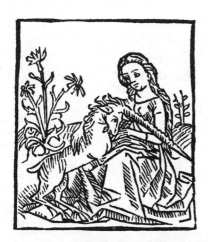 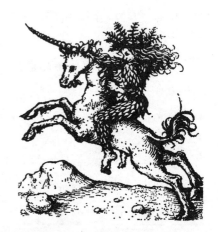

一位女士对神话中的独角兽的亲密抚摩,是所有正派男人在药房中买到并服用了独角兽散后,所期望的待遇。性感的独角兽,在中世纪和荒原及狂野的男人是等同的。狂野的男人骑在这种稀有的动物上,充满淫乐穿越森林,往往是催欲植物的类人形的灵魂。如曼德拉草、木贼、胭脂树枝等。其荒野性是放纵性欲的标志,引起很多男人和女人的梦幻。

影响下身的不仅有动物的器官，还有它们的排泄物。人们称为污秽药房，指的是动物和人的粪便和尿液。克里斯蒂安·弗朗茨·鲍利尼（Kristian Frantz Paullini）在他 1734 年发表的《有治疗作用的污物＝新式药房》中，提到过一种治疗"正在消失的男性"的药品：

> 在这里，老鼠粪很有名气。魏卡德（Weickard）和普拉特尔（Plater）制作了下列丸药：芥末籽一份，老鼠粪和胡椒各半份，斑蝥五只，用黄蓍胶在玫瑰水中溶解成为丸剂，可以服用半份。

另外，妓女粪便也具有同样的功能。但是，鲍利尼仍然认为，阳痿是施加魔法的结果，即女巫的把戏。即使在这样的情况下，污物药房也是有办法的：

> 取曼陀罗树叶，放入一只新锅中，再加入患者的尿液，塞入一只清理干净的兔子体内，慢火煮后，埋在偏僻地方的土中。有时，罪恶之人在汤剂煮好后，加入少许自己的疼痛之血，至少他们应该感觉很疼，直到患者最后痊愈。

也就是说，正确使用女巫草，可以制伏女巫。即以魔攻魔——使用的当然都是曼陀罗。

从家常药到医疗保险

> 女巫的鲜血洪流,
> 冲毁基督世界大厦。
> 在旧社会的废墟上,
> 升起新社会的朝霞,
> ——那就是市民社会。
>
> ——克里斯托夫·蒂尔克(Christoph Türcke)

到了近代,现代医疗和医学科学在各个领域开始发展,神学妖魔化的人类图像,被机械功能性人体所取代。刺激贪欲者无休止性欲的各种媚药,渐渐被人遗忘。

近代早期,对催欲类植物的妖魔化,被理解为迫害女巫的残留恶习。然而,这些古老的妖孽植物,在一些人的头脑中,仍被认为是与魔鬼勾结的阴谋和阴险的淫乐行为,并看成是魔鬼躯体的各个部位。例如他的双手是由红门兰睾丸状球根制成,所以这些优美的兰花今天还有鬼爪、鬼手等名称。魔鬼的肠子是用具有泻药和致幻功能的篱天剑和田旋花制成。他的眼睛是天仙子花。

难道天仙子有能力让人去感受魔鬼吗?对天仙子的妖魔化,直至今日仍然存在,尽管它在古代就已经被认定是一种高效药品。在中世纪,它被当作催欲药给人带来高度享受。1977年出版的《草药手册》中,写道:"痴迷、冲动、淫乐、贪欲均从天仙子的毒汤中得到提升,几百年来,那些软弱、胆怯、绝望和失落的人,均进入其中寻求幸福。"(参阅Gäbler 1977:133)和天仙子一样,绝美的曼陀罗花也是同样的命运。它虽然被用作抵制巫术的药物,但却仍然属于有害的巫魔势力范畴。曼陀罗从花圃中消失,被当作是最危险的植物之一。在一本室内植物手册中,还特别提出警告说:"曼陀罗美丽的漏斗形白色大花,只能保持一定距离进行观赏:这种植物含有巨毒生物碱。"

（参阅 Jacobi 1966：133f.）至于曼陀罗具有催欲力量的认知，则被刻意压抑下去。它的干叶直到20世纪70年代还被置于抗哮喘纸烟中，在药店里出售。吸食曼陀罗烟叶，对疼痛型哮喘具有特殊的疗效。但由于"不舒适的副作用"而遭到禁止。曼陀罗烟叶的吸食者，可从哮喘的痉挛中得以解脱，但却常常出现性爱幻觉。

同样的命运，也涉及其他一些具有催欲功效的植物。颠茄中的阿托品成分滴入眼睛会引起迷惑的视觉，所以才有个外号叫"致命的夜影"。蛤蟆菌被贬低为"杀蝇剂"，直到今日，还有正派的采菌者见到这种红头蘑菇会立即气愤地把它踩碎。对斑蝥的交易，也很快就遭到蔑视，直到现代甚至完全被禁止。然而，在中欧的广大农村地区，这些家常药却躲过这种种劫难。

中世纪与巫术联系在一起的嚏根草，在近代却获得了一个令人吃惊的名字：基督根或基督草。在阿尔卑斯山前区，它被看作是救世主的阴茎，因而被当作治疗阳痿的用品。

有很多药草被看成具有催欲作用。但实际上，它们并不真正具备此等功效，只是因为人们突然感到失落，觉得世上并不存在什么催欲药物，古代和中世纪的有关传说，只不过是古人的迷信、幻觉和诡异臆造而已。著名的法国自然疗法医生莫里斯·梅塞盖（Maurice Messegue），把自然疗法理念理解为"亲爱上帝的药房"。他的很多配方都与中欧民间流传相符。很多人都认为这比普通家常偏方更为有效。他的父亲早就说香薄荷是"幸福草"，因为它是一种催欲药。正因为如此，中世纪的修士不允许在修道院的花圃中采集这种植物。梅塞盖用香薄荷、白芷和白屈菜制作了一味"爱汤"。他说："有时我只向想重修婚姻幸福的夫妇建议，在他们的肉食里加些白芷，事先把它用胡椒磨磨碎……向患阳痿的男人和性冷淡女人建议：'请用香薄荷和苜蓿草制成的药汁摩擦脊背……'"（参阅 Mességué 1980：69）白芷在古代是赫丘利英雄的神药——大概因为他的神力。梅塞盖又是从父亲那里得知："白芷是最好的催欲药；阳痿的男人和性冷淡的女人，只要没有其他生理和心理疾病，都可以重新恢复应有的性健康。"白屈菜中含有类似鸦片的生物碱，由于含有毒性使用时要慎重。（参阅 Pahlow 1979：293）梅塞盖还特别建议使用滋补性药用植物：大蒜、茴芹、罗勒、白芷、白屈菜、白菜、苜蓿、薰衣草、薄荷、迷迭香、香薄荷以及仍然当作催欲药使用的鼠尾草。大蒜应该涂抹在脊背下部。同时每天两次饮用香薄荷占六成、迷迭香占两成、薄荷占两成、马鞭草占两成的汤剂。共饮 40 天，还要连喝三天纯香薄荷汤剂。如果觉得这个时间过长，也可以每天晚上饮用一杯用香薄荷、罗勒、迷迭香、茴芹和鼠尾草制成的汤剂。

梅塞盖配制的"催欲药剂"已经不再是为了提升个人的欢愉，而是保持身体的正常机制和修补存在的破损。存在的问题只是，这些普通的家庭厨房菜，如何才能完成其他地域和其他时代高效的茄科植物和神经类植物及菌类所能完成的使命呢？只有一个自然疗法分支，还在使用那些强劲的影响意识的药剂，那就是顺势疗法。

萨穆埃尔·哈内曼（Samuel Hahnemann，1755—1843）所建立的顺势疗法，实际是为所谓的"阿恩特—舒尔茨法则"奠定了理论基础。这个法则是："轻度的刺激会点燃生命活动，中度的刺激会加速生命活动，强度的刺激会阻碍生命活动，最强度刺激则会终止生命活动。"根据这个法则，小剂量药物，才能使人精神充沛，并从有不良影响的物质中解脱出来，有目的地点燃生命活动，消除其病痛。所以，用药草、动物和矿物类材料制成的尿液酊剂必须稀释 10 万倍，使得药剂中几乎没有任何物质，但其中的"上帝精神"却仍然起着作用。

在顺势疗法中，很多其他文明地域的常用催欲药，均以极稀薄的剂量使用。例如可用大麻（稀释 10 万到 100 万倍）、斑蝥（稀释 100 万倍）、蛤蟆菌（稀释 8 万—10 万倍）、仙人掌（稀释 6 万—10 万倍）、马钱子(稀释 8 万—100 万倍)、鸦片（稀释 8 万—10 万倍）、曼德拉草（稀释 6 万—10 万倍）、颠茄（稀释 10 万倍）、细辛（稀释 5 万—10 万倍）、天仙子（稀释 8 万—10 万倍）、曼陀罗（稀释 8 万—10 万倍）配制药剂；但这些药材却只能起到相反的作用。它们的功效是抑制慕男狂、性冲动过度、求雌狂、勃起过度、妄想症和幻觉现象。古代就曾用强劲可靠的制欲剂芹叶钩吻，治疗疑似心理性阳痿症状。僧侣和祭司吸食的制欲品淡紫花牡荆，被顺势疗法用于性冷淡和阳痿及抑郁症的治疗。只有香子兰和蓝棕被用作催欲药剂。有时，燕麦、茉乔栾那、达迷草和人参也列入其中。

现代医学争论最多的催欲药物，就是用各种植物提炼的生物碱育亨宾。在德国药品交易名单中，育亨宾虽然被当作对生殖器官有作用的补药，但却不被定义为催欲药：

> 育亨宾显然具有扩张血管和降低血压的功能。特别可以造成小盆腔充血，但却绝不能与催欲效应等同起来。至今尚未证明它具有提升骶骨髓区生殖器官脊椎中枢兴奋度的效果。但笔者却曾在动物实验中发现，通过服用育亨宾药物，其交尾频率和阴茎充血呈增长态势。（参阅 Weyers 1982：64）

育亨宾是一种处方药，作为盐酸盐药物以每粒 5mg 的剂量向患者提供。使用范围包括：高血压、性神经衰弱；尿失禁、男性更年期，以及抑制交感神经过敏。可能会产生的副作用有手颤抖和紧张状态。患阳痿症者可每日三次每次 1—2 粒（即 5mg—10mg，每日 30mg），疗程为 3—4 周。如果剂量过高（例如 25mg—30mg），并附加 500mg—1000mg 维生素 C，则可能出现极度勃起和改变意识。在毒剂药理学文献中，记载了这样一个有趣的案例：

> 一名化学家服用了几乎千倍剂量（1.8g）。他失去知觉几个小时（而且出现了强劲的阴茎异常突起现象），但一天之内可以康复出院。（参阅 Roth 等 1984：IV-3·Y，1）

在德国，育亨宾很久以前就是处方药物，在药店业内被当作催欲药剂。在英国却不是这样，在美国斯坦福大学里正在用老鼠做实验。

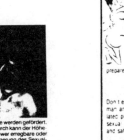
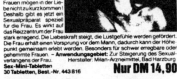

性商店和情色用品邮购广告上提供的斑蝥酊剂和丸剂，均为顺势疗法的稀释品，使用的是只有在顺势疗法才采用的这种昆虫。即使把整瓶酊剂或整盒药丸吞下去，也不会发生斑蝥中毒。但一般会产生无性欲冲动、阴茎异常勃起的副作用。据说，斑蝥还用于兽医治疗方面，主要为提高牛的产量。

实验工程的领导医生朱利安·戴维森（Julian Davidson）博士，显然对德国药典一无所知，他认为用老鼠试验的结果表明，育亨宾今后对人类也可以当作催欲药物使用。但是，自1985年，育亨宾树皮却被列为禁止进口的物品。大剂量育亨宾所产生的扩展意识的功效，只在私人领域做过实验：

> 舒适的感觉是一股暖流顺脊椎而行，特别给人快感的，是在性交和获得高潮时（身体感觉与另一个躯体融为一体），精神兴奋、柔和的感受变化，但没有幻觉，感觉上提高了性快感。（参阅Stafford 1980：376）

第四章
非洲梦幻

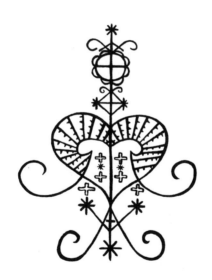

俾格米人的手指

与其他文明不同,非洲不仅有手段而且有技术,治疗阳痿或者制造欢愉的性爱生活。多妻制社会里的女性掌握爱情魔法,有可能对她们的男人及情敌施加影响。女性并不总是把多妻制看成是坏事,例如在坦桑尼亚,那里妇女在有限的经济领域中占有主导地位。如果她们遭到男人规则的排斥,她们仍然握有可以弥补公正的手段。赞比亚的恩科亚族男子,如果对没有任何权利的妻子随意打骂虐待,那么女人们的药物和尖嘴利牙就是对付他们的最可怕的武器。如果先生们疲软的男根,可以用一种有效的药膏矢吞波(shitunbo)擦抹,他们就不得不时刻警惕会被女人用另一种药剂万伽(wanga)变得顺从听话。恩科亚的女人混合各种药材暗地或公开送给男人,目的就是:让男人变成她们的奴隶,让他听从命令,不许碰其他的女人,否则就会阳痿和痴呆。

各种植物和动物的器官,被磨成粉末放入饭食当中,或者在温柔的抚摸中,揉入对象的皮肤。如果这种魔法是针对情敌的,那就要暗地里送到她的家中。为让这种混合药物起作用,还需要实施类推法术和心理暗示。丈夫如果了解司基吞波(sgitunbo)药物,就应该让他相信其功效,充满信心地把"矛头"带进婚爱的决斗中来。

如果他成了爱情魔法的牺牲品,那么他男性的刚阳就会受到影响。男性尚未察觉这一法术时,女人就定会等待其法术效果的出现。"屎壳郎温柔地玩弄粪球,不再愿意放手,并会抵抗任何来犯之敌。正在做爱的丈夫,同样会这样温柔地对待他的女人。"(参阅 Silow 1976:17)一位恩科亚妇女这样解释她的配方:辣椒(具有煽情功能)和一块乌卜喇玛木(Umburama),以象征一切劣迹均已忘记和原谅。就像隐萼植物芬芳的花朵受到蜜蜂青睐一样,涂抹此花的女人,也会成为男人的注意焦点。非洲安哥拉木,是一种质地坚硬而不受白蚁侵袭的树种,据说可以帮助阴茎同样坚硬,而其被啄木鸟啄下的木屑，则具有使男性抽动强劲快速的效果。如果恩科亚女人对她丈夫的红杏出墙以及酗酒和妒忌感到厌烦，那么被他殴打造成的青斑，使她忧伤地渴望另一个情人的温柔，那她就会用当地人称为"飘飘蝴蝶"的翅膀、疯狗的心脏和坟旁树的根茎，制成粉末，让她所恨之人吃下，等待他精神失常，也就有了正当的离婚理由。

爱情魔法和催欲药配方，均能反映社会结构状况。还是举恩科亚的例子，那里的法规给男人以自由，妇女只能绝对服从，因此就必须借用植物和动物的力量，使得女权的发展得到弥补。

爱痴和暴虐有着密切关系，都会在语言、目光和崇拜中表现出来。利比里亚的一个马诺族村庄里的一个秘密帮派，就是这样的例子，他们对拒绝接近的女人以恶毒手段相待，甚至置女人于死地。（参阅Harley 1941：141）在喀麦隆，韦族的男人们用豹子牙齿对付会导致阳痿的目光。（参阅 Amrain 1907：291）某些塞米含米特族群，甚至用大戟草涂抹龟头，以便在手淫时能够获得阴道分泌物的感觉。

很多催欲药的配方，使用老公鸡和公山羊的生殖器，以及蝾螈、毛驴或者大象的精液。这些成分有助于加强精液流动或增强生育能力，让疲软的阴茎变硬，性冷淡变热。它激发性欲，抗拒不受欢迎者的性袭击，并按照自己的意愿影响意中人的行为。

对非洲人来说，不仅催欲药的内容很重要，同样重要的是使用的形式：例如塞内戈尔刺桐根茎要分为三份服用：一份煮后加调料吃下，另一份制成药水，把疲软的男根放入其中浸泡，第三份则作为爱汤饮用。或者，朝东南西北四个方向生长的根茎，由一女人挖出，由童男童女研成粉末，晚上用燃烧的粉末对阴茎熏烤。此种方法的理念，是把人看成一个整体：男人和女人均需要空气、水、火和大地果实的帮助；空气把他们与神灵和祖先的呼吸连接在一起；大地赋予其生命之根，让植物、动物和人在上面成长。

催欲药有两类配方，一是为保持男性的生育能力，一是强壮女性生殖器官和促进受孕准备。值得注意的是，根茎类植物在其中占有很大比重。植物的这个部分为其生命之源。如果把根茎拔出来吃掉，也就意味着为自己种植了可以成长的生命力量。刚果的班布蒂俾格米人把摩第雅卡（Medeaka）的根茎，既当作催欲药又当作助产剂使用，据说它可以帮助产妇顺利分娩。

一种强有力的催欲药——主要在加蓬和刚果北部，但也超越国界——是伊菠茶树（Tabernanthe iboga）。它的根皮上含有对中枢神经有强烈影响的伊菠因，是一种高强度神经类药物。在加蓬的族群中，把这种根茎既看成是兴奋剂也看成是催欲药，深受欢迎，因为它可以增强肌肉力量，延长性交时间。世纪之初，法国人把这种根茎的提炼物当作包治百病的灵丹妙药出售，定名为朗巴雷（Lambarene）。德国殖民者则把这种药物给非洲奴隶当作劳动兴奋剂使用，但却低估了它增强反抗意识的功效。在美国和瑞士，也把伊菠因用于精神治疗。（参阅 Naranjo 1979）

在非洲，这种具有奇妙幻觉效果的植物，只在宗教礼仪上才被允许享用。这种植物的威力十分强大，人们不能轻率服用。

最高创世者撒密大神，用俾格米人比图的手指和脚趾创造了植物。死者的妻子阿肯凯在原始森林深处找到了丈夫的遗骨——但却听到一个声音要求她把刚刚造出的伊菠草和独拿菇吃掉。于是，她立刻就见到了她亲爱的男人，同时获得了与死去的人沟通的能力。

布维蒂人的祭礼，男人和女人可平等参与，拜祭宇宙之月神的妹妹安宁婉女神。她是生殖之母，生命繁茂之保障。在创世记的神话中，服用伊菠茶和阴茎状的独拿菇后，雌雄两元神结合在一起。这种祭礼的高潮，就是所有参与者在高度和谐中相互交合。个人与群体、生与死，融汇在神的一体和深切的性爱当中。阳痿随可得以治愈。刚果河谷一带某些部族，则服用伊菠茶和育亨宾汤。（参阅 Rouhier 1927）育亨宾树由于其强烈的催欲作用在整个西非十分著名。用其树皮提炼的药剂深受崇敬，而且规定不许与酒精、奶酪或香蕉一起服用。和育亨宾一样，可乐果也是在广大非洲地区普及很广的催欲用品。

身强力壮的情侣们，只要有钱就整日咀嚼。由于其受到广泛的欢迎，所以售价也较高。殖民贸易公司很早就进入了这个赢利丰厚的贸易，把可乐果一直带到了新大陆。由于其中含有的生物碱咖啡因和可可碱在新鲜状态下效果最佳，所以非洲人特别注意其运输和包装。果实如果腐烂，就会被认为是受到恶人的偷看，但握有果实的人，却会受到保护，不算罪孽。也就是说，这种果实反对把情爱看成是罪孽。

爱神埃苏丽和壮阳木

> 我的箭由欲望制成，
> 来自遥远的木星的硫黄矿。
> （途经甲烷海……）
> 我有一只蜂雀，它高声嗡嗡，
> 你认为你不能自制，
> 上帝知道我是一个巫毒娃娃。
> ——美国摇滚歌手吉米·亨德里克斯（Jimi Hendrix）

大麻在非洲作为兴奋剂和催欲药为人所熟知，它有很多名字，例如姆班基、马托万、邦格等。非洲问题专家维斯曼（Wissmann），曾报道过中非的一个印度大麻王国，那里的酋长喀兰巴—穆肯格竟然使用"武力"推广大麻，把它当作"万能法物和神圣的和平象征"。（参阅 Schenk 1954：180）但这种植物并不是由非洲抵达西印度群岛的。奴隶制被取消以后，印度的农业合同工来到牙买加从事繁重的甘蔗田劳动，那里的农工把它当作当家药和催欲药使用。大麻成为集体吸食的烟品，谁要是在雌株大麻雌幻觉中看见了"小老女"——当然并不老，而是一个风情万种的艳妇，正在挥动小鞭召他过去——这个人才有资格被吸食者集体认定为真正的男子汉而被接纳。

当很多非洲人从家乡腹地被挟持前往加勒比服劳役时，他们仍然成功地保住了对草药和性爱魔法的知识。

例如马曼·塞列（Maman Celie）在海地为她不幸的孙子准备了两种爱情魔法。第一种，是把两根针并列反插在奇卡木（Chica）的根部，让象征阴茎的针尖贴在象征阴户的针眼上，然后用线把它们捆在一起。第二种，是把一只干枯的蜂鸟碾成粉末，一边搅拌一边念念有词，"林中树木，神造女人。林中小鸟，飞入吾心。我以三位马利亚和阿伊达的名义命令：Dolor，Dolori passa"，同时在蜂鸟粉中加入男童的血和精子及各种森林植物的花粉。用山羊阴囊制成一个口袋，保存这些粉末。用时只需把粉末撒到爱人的脸上，魔法即会起作用，她就会立即投入他的怀抱。(参阅 Seabrook 1982：56f.)

如果这些仍然无效，海地人就会去求助于伏都教的爱神埃苏丽。或者可以得到神的催欲仙草罗勒，或者前往埃苏丽神树去朝拜。把各种植物挂在它的枝干上，吸收神树催欲活力，然后再把它带走，就可以得到所需要的性力了。当地的这些魔法被巫医所用，向患者提供治疗性病和下身疾病的草药。

伏都教女神提供的性爱植物有：

麦加没药（Commiphora oposalmum）

总状升麻（Cimicifuga racemosa）

直立委陵菜（Potentielle crecta）

美洲血根草（Sanguinaria canadensis）

达迷草（Turnera diffusa）

薰衣草（Lavandula officinalis）

黄美洲寄生子（Phoradendron flavescens）

迷迭香（Rosmarinus officinalis）

芸香（Ruta graveaolens）

亚当夏娃根（Aplectrum hyemale）

枯茗（Cuminum cyminum）

卡满龙（Afromomum melegneta）

三色堇（Viola tricolor）

假人参（Panax pseudoginseng）

曼德拉草（Mandragora officinarum）

毛蕊花（Verbascum spp.）

香根鸢草（Iris pallida, Iris florentina）

长春花（Vinca minor）

马达加斯加长春花（Vinca major）

柿苓（Stillingia silvatica）

蔷薇（Rosa spp.）

须芒草（Vertiveria zizanioudes）

欧蓍草（Achillea millefolium）

在瓜德罗普岛和其他加勒比地区国家一样，性爱的实践并没有欧洲那样严格的年龄限制。少男少女第一次性交的年龄在九岁到十岁之间，到了六十岁，肉体性爱还远没有结束。有些年轻的女游客感到很奇怪，一些普普通通的老大爷，竟然是到处调情的好色之徒。

在安地列斯群岛——与新旧大陆很多地方类似——对一种药品或催欲药的功效，常用"寒热互动关系"进行解释。据此，宇宙是由"寒"与"热"两种素质组成的，但这种寒与热并不是指那种可测量的温度。因而，活动与疾病，植物和人类，也都可以用寒热加以分类。如果两种素质处于均衡状态，则宇宙和人都是健康的。一个人通过某种劳动、食品或者疾病变"寒"，其结果就是阳痿和性冷淡。因此就需要"热"的食品和调料（姜、胡椒、凤梨、小红辣椒等）或者特制的"热性"催欲药来进补。

加勒比地区的岛屿，对很多人来说，是名副其实的裸体乐园。单是热带的气候就使得闯进这里的航海者受到情色的刺激，而这个效果至今都没有消失。把这里各色人种的居民看成是爱侣和性伴的倾向，是如此普遍，甚至可以说是一种"意淫催欲药"都不为过。

安地列斯群岛上最"热"、最重要和最有效的催欲药，是"淫木"（Richeria grandis）。这种植物为大戟类属。在安地列斯也被称为男人木、大理石、石纹木、壮山木等。在瓜德罗普岛的所有集市上，这种树的树皮被当作催欲药出售，就像卖水果和蔬菜一样。除了鞣酸，人们还证明其中有一种有益而无毒的有效物质，有明显的催欲功效。这种物质可以扩张静脉血管，因此在医学上用于治疗主动脉扩张。把其木屑放入水中，或树皮放入朗姆酒中浸泡，每日饮用一次，可以延长阴茎勃起时间。人们说,这种淫木可以使阴茎如此坚挺,甚至老年人都可以多次勃起。所以,此种药草主要提供给心有余而力不足的男子服用。这种状态均被称呼为"淫木!"当一个女人发现,试图接近她的男人,或因为年老,或不讨人喜欢,而感到委屈时,她就会气恼地喊一声"淫木!"意思是:"嘴上辛辣无比,可裤子里没货。"

瓜德罗普岛上的一些配方

在这些配方中仍然保留某些巫术的成分,例如其中还要加入某些动物器官和其他物质及汁液。这种只有巫师术士才知道的配方,现流传了下来。但原来使其有效的魔法祭礼却不见了踪影。在一个巫师的催欲仪式上,还曾出现马肉、乌龟生殖器和蚯蚓及野蜂幼虫和昆虫卵:

——用两支长春花、两条蚯蚓、马肉馅和一个蛋黄,加上盐、胡椒,一切都切成小块搅拌在一起。每日三次,每次两调羹服用。

——把雄性海龟生殖器烧烤后碾成粉末。用两刀尖这种粉末的量放入茶中饮用。每日三次,每次一杯。

如果有人不相信这种由巫师制作的巫术配方,那么下列配方可供选择:

1. 凤梨(Ananas comosus)

把果实核心肉放入一升白葡萄酒中浸泡 8 小时。加入蜂蜜。每日饮用一杯。

2. 鳄梨(Persea americana)

梨核切碎放入一升白葡萄酒中浸泡 8 小时。下午 16 时和晚上入睡前喝一小杯。或者:把梨核切碎浸入干白葡萄酒中八天。早上一杯,中午一杯,晚上一杯饮用。还建议多吃鳄梨,并同时饮用马德拉葡萄酒。

3. 香蕉(Musa)

用木炭焙烤绿色香蕉。加蜂蜜食用。

4. 淫木(Richeria grandis)

三块拇指粗的树皮,放入三升朗姆酒中,浸泡八天。加入蜂蜜,摇晃均匀。使用小酒杯,每日早晚各饮一杯。(注意:不要超量!)或者:5 克树皮放入一杯清水或白朗姆酒中,浸泡 12 小时。或者一小把树皮放入一升水中煮,直到剩下一杯液体存留。白天可以饮用。

5. 浪木(Didymopanax morototoni)

把根洗干净;慢慢咀嚼,把汁吞下。

6. 亚香茅根(Cymbopogon nardus)

在 125 毫升 90 度酒精中放入亚香茅根六块(每块约 3 厘米长)。两只绿柠檬切成小片,加入三调羹茴芹,少许桂皮,放入封闭的玻璃瓶中,浸泡 8 小时。五天后,放入三分之一蜂蜜,搅拌均匀。每天早、中、晚各喝一小杯。

7. 木匠草(Justicia pectoralis,爵床)

用葡萄酒浸泡此草,并加蜂蜜。睡觉前喝一杯。

8. 大蒜(Allium satium)

5 克大蒜,5 克洋葱,一刀尖薄荷和一拇指粗淫木,放入 1 升水中煮。放凉后,连喝八天,每天三小杯。然后再每天中午喝一杯。

9. 珍珠菜(Oldenlandia corymbosa,白花蛇舌草)

把整个植物切碎,放在日光下晒三个小时。然后放在白葡萄酒中浸泡八天。闭光保存。早晚各喝一小杯。

10. 酸橙(Citrus aurantium)

把橙汁压榨出来。放入半杯蜂蜜和一杯白葡萄酒。放置一月。每天早、中、晚各喝一小杯。

11. 苦瓜(Momordia charantia)

用根和叶煮汤。睡觉前喝一杯。

12. 胡椒(Piper nigrum)

10 克胡椒粉放入 1 升干白葡萄酒中浸泡。冰镇后佐餐饮用。

13. 芹菜(Apium graveolens)

1 升开水浇在芹菜根上。让根在其中浸泡三分钟。过筛加糖。每 4 小时喝一杯。或者:把芹菜根切成三指长的小段,放入一锅中,加

1 升开水烫泡。盖上盖浸泡 30 分钟。然后加蜂蜜或蔗糖。每 4 小时喝一杯。

14. 番茄（Lycopersicon esculentum）

把番茄汁榨出，加入人参。下午 16 时和睡觉前各喝一小杯。

15. 香草（Vanilla planifolia）

把干香草秆制成粉末。加入四倍食糖。或者，香草秆放入萨莫斯葡萄酒中浸泡。加入两克香草糖。每日喝两至三次，每次一小杯。

第五章
充斥药品的新大陆

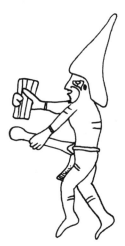

"我很奇怪,同旧大陆相比,这个新大陆里使用致幻植物的品种要丰富得多。我们必须设法去解释这个奇怪的矛盾现象的文化背景。
如果说新大陆比旧大陆有更多的致幻植物,那肯定不是植被的原因。原因不应该是致幻性植物的品种较多……"——哈佛大学植物博物馆馆长理查德·埃文斯·舒尔特斯 (Richard Evans Schultes)

从詹姆斯敦到卡斯卡拉

啊，愿太阳快落入世界边缘！
啊，愿黑暗快来临长久不断，
让我能够充满柔情去戏耍，
情郎那与我不同的端尖，
我要与他亲吻和缠绵，
直到我的身体爆发闪电。

——沙斯塔女人的婚礼之歌

当1676年英国军队为征服野蛮的红种人，开往维吉尼亚州的詹姆斯敦时，他们曾被警告要警惕新大陆植物的威力。军队的厨师接受熟悉当地植物的印第安人的建议，制作了一道沙拉，用的是长有带刺果实和漏斗形花朵灌木的叶子。在《罗伯特·贝弗利的故事和送给维吉尼亚州的礼物》（Robert Beverlys History and Present State of Virgunia）一书中，有这样一段戏剧性的描写：

> 有些人吃得很多，于是出现了奇怪的后果。好多天他们的行为就像是真正的弱智。有人把羽毛吹向空中，也有人把草秆扔来扔去，第三个则全身赤裸像猴子一样坐在角落里傻笑，试图拔掉什么，第四个温柔地亲吻和抚摸同伴并做出怪相。如果不是把他们抓住绑起来，他们完全有可能在这个疯狂的状态下自毁；尽管如此，他们的行为看起来和善和无辜。他们还表演了一系列幼稚的傻事，十一天以后才恢复正常，却根本记不起发生了什么事情。

发生这个事件以后，这种植物就得名为"詹姆斯敦草"，后来简称为"吉姆森草"，来代表曼陀罗属的两个品种：Datura stramonium

和 Datura inoxia。曼陀罗是北美印第安人的神圣之花,被崇敬为来自另一个世界的精灵。这个精灵为印第安人的意识开启了一个幻觉世界,却给英国人带来了极度恐慌。

早在欧洲人到来之前,北美印第安文化,就已经由于地域广大类型不同而丰富多彩。那里有简单的无政府小群落,主要依靠采集为生,生活在类似沙漠的地区,还有小游牧族群穿行在北美大草原上,也有组织完善、等级分明的民主社会,按不同部落生活在广大森林边缘地带,还有定居的农民,以种植玉米为生,以及奴隶制酋长国,其生存基础是河海的捕鱼业。然而,所有这些文化群体却共同崇敬神草和神兽、萨满神教和幻觉追求。

很多印第安人把植物和动物看成是人类平等的兄弟姐妹。所有生物组成一个大生存圈,有了它,生命才能存在。动物均赋予亲属名称,植物均给予礼仪般的崇拜。动植物作为人的牺牲,人也作为它们的牺牲。为了生存就必须杀生——但只能是为生存所必须。所以印第安人在被杀死的动物和被收割的植物面前要表示歉意。

主要以狩猎水牛为生的草原印第安人,让自己的行为适应于他们的神兽。他们把狼皮穿在身上悄悄接近吃草的水牛群。水牛被打死,他们就祈求水牛灵魂的原谅。就像狼总是把猎到的动物彻底吃光一样,印第安人同样充分利用被打死的动物的各个部分。毛茸茸的厚牛皮,它们被加工成暖被、披风和帐篷;牛肉和内脏或者立即吃掉,或者储存起来。牛筋可制成弓弦或捆扎武器。牛角和牛骨制成法器、烟管和首饰。公牛的睾丸晒干磨碎,成为年长的男人所青睐的良药,因为它可以给他们以水牛般的性爱力量。

大多数草原印第安人,对可增强性力的药物和含有催欲法力的药物是区别对待的。前者多为已婚的年长者使用,其中的主要成分是白菖蒲(Acorus calamus)、加拿大耧斗菜(Aquilegia canadensis)、达迷草(Turnera diffusa)、美国白蜡树(Fracxinus americana)、长春花(Catharanthus lanceus)、直立延龄草(Trillium erectum)、黑柳(Salix nigra)、水生刺芹(Eryngium aquatucus)、粉绿茎泽兰(Eupatorium purpureum）、美洲血根草（Sanguinaria canadensis）、檫树根（Sassafras）和盖屋棕榈树（Serenoa serrulato）的鲜果或干果。

而催欲神药则主要受未婚青年男女和想闯禁区的人的青睐。苏人族医生塔卡·乌斯特（Tahca Ushte）揭示了其中的缘由：

> 在古老的年代，美丽的姑娘是很难得到的。男人必须时刻警觉，才能找到合适的女人，因为她们总是扭开面孔和遮盖自己，所以你无法知道，她是漂亮、丑陋还是什么样子。你与她搭讪，却得不到回答。你离她们太近，她们就会跑掉。这种害羞状态大概要保持一生。不管她们是否害羞，但苏人族妇女却绝不是古板保守的。（参阅 Lame Deer & Erdoes 1979：158）

在苏人族那里，主要把驼鹿看成是最具催欲力量的动物。这种鹿的潜在力量集中在它的角上。那里也蕴藏着所需的药物。为了能够利用鹿角中的催欲物质，巫医就必须用鹿角雕刻出一支笛子来：

> 这种笛子外表很像是一个张着嘴的鸟头，可以很大。姑娘听到巫医的笛声，就会从家里出来跑向笛声，它是无法抗拒的，因为这种药物的威力十分强大。（参阅 Lame Deer & Erdoes 1979：159）

关于驼鹿神药的功效，有很多传说和故事：

> 很久以前有一个年轻男子，没有一个女人能够抗拒他的引诱。一个萨满给他一服强劲的催欲药物，他只要在夜里吹响魔笛，他心中的姑娘就会从床上跳起来向他跑去。她的理智或许想制止自己的行动，但她的两条腿却不听指挥地而跑向笛声。（参阅 Lame Deer & Erdoes 1979：160）

这种催欲魔法形式传播得很广。除了笛子，奇佩瓦人也使用鼓声。坠入爱河的少年躲藏在树丛中像萨满那样敲击这个乐器。鼓声把他的心声送到了姑娘的心中。他一边击鼓,一边唱一首歌:"聆听我的鼓响,即使你在海角天涯,聆听我的鼓响!"

另一种催欲魔法是把植物的劲力传给意中人。方法是在意中人的饭食中偷偷加入各种药剂。其中的成分有:大蓝半边莲根粉(Lobelia siphilitica)、鸭砣草汁(Commelina)、西洋参汁(Panax quinquefolium)、灰土、蛇肉和加拿大耧斗菜;或者是耧斗菜子以及狭缝芹(Cogswellia-daucifolia)、人参、红花半边莲的花和根,也可制成此种药剂。耧斗菜子的催欲力量,据说只要一碰到就可以见效。为此,男子先要把种子碾成细粉末,涂在手掌上。他的手掌一碰到女人,她立刻就会产生性冲动,自愿跟随他进入树丛。同样,干罗勒草据说也具有相同的功效。只是必须不被察觉到扔到女人的乳房上。

还有很多药剂需要吸食。其中有神烟和俗烟,以及祭祀、医用和普通混合烟叶。萨满手中的和平烟斗,也能制成具有魔力的烟叶。印第安人的"烟草"称为基尼基尼克(Kinnikinnick),其中并没有西方烟草工业所生产的烟草(Nicotiana tabacum)的痕迹,而是一种混合物,其中包括农民生产的黄花烟草(Nicotina rustica)的干叶、桦树皮和各种棶木属树种(Cornus serica, Cornus stolonifera, Cornus amomum)。根据实际情况、目标和需求还可以加入其他一些植物(参阅Rutsch 1973:31—33)。其中还有一些催欲辅助药物:路单利草叶(Lobelia inflata)、揉碎的菖蒲根、油脂;或者麝香及曼陀罗花。

曼陀罗物质在很多北美洲部族中掺在烟草里当作催欲药使用。由于在这种混合物中曼陀罗的味道完全被烟草所掩盖,所以很适合当作催欲秘药。这种做法特别在东部林区、大草原和西南地区比较普遍。爱好和平的定居的普埃布洛印第安人,把曼陀罗当作最神圣的植物,认为它来自神界,与神话中的原始国度卡斯卡拉及四色方位密切相连。霍皮人认为这种植物是女神茜萌玛娜(Chimon mana),即"曼陀罗女郎"。有人说她非常漂亮,常追逐男人以满足自己的性享受,会使人变成弱智。

同样生活在西南部的纳瓦霍人，则既尊敬又惧怕曼陀罗。对这种强力植物，他们还有很多名字："美丽道路之汤剂"、"太阳大花"和"弱智制造者"。对巫医，曼陀罗是神草。它赋予他们以致幻和预言能力，增强他们的神奇医术。他们在祭祀中服用其种子并吸食其干叶尖。猎人吸烟时放入其漏斗形花朵的花粉。如果麋鹿闻到这种烟味，它们也会变得驯服，会不自觉地来到猎人身边，就好像来到配偶身旁。（参阅 Elmore 1944：42）像对麋鹿产生的效果一样，曼陀罗对女人也有同样的催欲作用。如果男人想让女人和他同床而遭到拒绝，他就可以求助曼陀罗精灵进行报复。没有得到满足的男人，可把女人的唾液及其鞋底尘土收集一些，带着它们去寻访曼陀罗花，并唱着歌把那些东西绑在花茎上。边唱那支魔法歌曲并高喊女人的名字，然后在女人面前折断花茎。女人就会产生强烈的性欲，立即脱衣解带，赤身裸体地跑向想象中的情人。（参阅 Hill 1938：21）要想让曼陀罗植物本身成为催欲药或性爱药品，还必须举行祭礼进行采摘。首先，要向鲜活植物祈求协助，并表明所需用途和具体请求。然后要送上生命象征的绿宝石作为供品，放在花茎上，用花粉撒在上面。然后才能动手采摘一部分，或者几片叶子，或者一朵花，或者一个果实，或者一小块根茎。所采摘的数量，必须保证植物还能继续生存。一旦这株植物因此而死亡，那么所采摘的部分也将失去作用。这种药物的功效取决于母株的生命。如此采摘的部分必须让意中人吞下，或者把几粒种子或根茎块放入食品中，叶子和花掺入烟草中，或者从鲜茎中咀嚼出来的液汁在接吻时输入伴侣的口中。这种神药的催欲效果据说是巨大的。

魔草之国

> 我们说的"墨西哥",主要不是指与化学、植物学或地理学概念。其核心内容,其实是指其麻醉品的本色,使人远离可测量、可计算的世界,向幻觉世界靠近。
>
> ——恩斯特·云格尔(Ernst Jünger)

当西班牙征服者于15世纪进入新西班牙(即墨西哥)时,实在难以理解墨西哥的阿兹台克帝国的首都特诺奇蒂特兰(Tenochtitlan)这座城市。他们所见到的景象,就和后来的魔幻影片几乎一模一样。在部分已经干涸的运河般的湖泊上,漂浮着美丽的花园,就在这里矗立着一座巨大的城市。城市的建筑呈严格的环形格局,通往各个方向的放射形街道上,坐落着宫殿、庙宇、金字塔、陵墓、住宅区、大型集市和医院。与旧大陆的肮脏城市相反,特诺奇蒂特兰耀眼地洁净,色彩鲜艳,彩旗招展,到处是羽毛和宝石马赛克的装饰图案。城市具备完善的供水和排水设施。垃圾和粪便统一收集,送往巨大的处理设施。整个城市隶属于宗教和国家。每个角落都可看到豪华的棺椁和沾有牺牲血迹的圣像。到处是渺渺的香火,教士、法师、艺人、妓女和稳婆在招揽生意。有的法师,据说下知地狱上知天堂,并可预告风雨的来临。还有的巫医据说具有"咬腿"、"甩水"、"跳大神"的法力并能和活蛇沟通。这些法师也善于使用精神类植物的力量。

由于西班牙人受到阿兹台克皇帝孟蒂祖玛(Moctezuma)的友好的接待,得到良好的照顾,所以有关阿兹台克文化和他们首都的奇妙的消息迅速传播了开来。孟蒂祖玛有一个很大的后宫,里面住着全国最美艳的娇娘;一座飞禽园,饲养了中美洲地区最好的色彩斑斓的鸟群,四处鸣叫和飞舞;一座植物园,里面生长着四千种药草。这座天堂般的花园,被置于"花之王子"索奇皮利(Xochipilli)的保护之下。那里生长着四季的植物,由一大群园丁保养维护。这个花园里的生长着几乎一切可用于催欲的植物：曼陀罗、鼠尾草（Salvia divinorum）、锦紫苏（Coleus）、染料木（Genista）、达迷草、各种番薯草（Impomoea 和 Turbina corymbosa）、刺桐（Erytrina）、金杯藤（Solandra brevicalyx）、鳄梨（Persea americana）、神圣愈疮木（Guiacum sanctum）、香草（Vanilla fragrans）、红辣椒（Capsicum annuum）、黄薇（Heimia salicifolia）、鹿藿（Rhynchosia phaseoloides）、仙人掌和其他一些不知名的植物。但某些神草，孟蒂祖玛也不得不进口，或者由下属部落或王国进贡送来。

可可（Theobroma cacau）来自奥尔梅卡人地区。它位于黄金海岸，被称为阿兹台克天堂——特拉罗坎（即"富有之地"）。这是一个"食品和鲜花之国，富有和充裕之国。那里有各种可食之物。那里生长着可可和黄色的香'树耳'和黏稠的野生可可和橡胶"（参阅 Seler-Sahagun 1927：428）。可可豆被认为是"神之食品"，可以当作货币和催欲珍品使用。在各个集市上招揽嫖客的妓女可以接受可可豆——一种催欲药！——作为她们的服务报酬。她们把可可豆放在陶板上焙烤，然后和玉米在一起碾碎。由此而产生的糊状物放入水中，溶解后可以冷饮，或者加入小红辣椒煮制黏稠汤剂。孟蒂祖玛经常连喝50杯来增强自己的精力，以便在后宫与宫女们获得更大的欢愉。有关新大陆这种催欲新药的信息，很快传到欧洲。早在17世纪，就有一支流行歌曲赞美可可的催欲品质：

> 一个饮品来自遥远的西方，
> 给我们带来最美的爱情，
> 它打破你的拘束更新你的岁月。
> 来吧，宝贝，我要和你共饮，
> 我要向你展现我的心扉，
> 还要把它留给后代子孙。（参阅 Schivelbusch 1983：104）

根据现代药理学研究成果，可可中含有可使中枢神经兴奋的生物碱——可可碱和少量乙苯胺,后者是人在恋爱时大脑中产生的一种物质。(参阅 Young 1984:676)如果大量饮用未加工的可可,有可能产生恋爱的感觉,从而开启情色渠道。

对另外一种神药的需求,也必须通过进口得到满足。墨西哥特诺奇蒂特兰北部的沙漠地带,生长着一种小型无刺块茎植物——老头掌(Anhalonium levinii 或者 Lophophora williamsii),内中包含有神经性生物碱——墨斯卡灵。殖民统治时期,沙漠里生活着印第安人,他们被阿兹台人看作是野人,称其为奇奇梅克人。阿兹台克人就是从这些游牧猎人那里学到了老头掌文化,因为这些穿着红色皮毛的野人,掌握有丰富的药草知识。

> 他们熟悉药草和根茎以及它们的品性和功能。这些人首先发现了所谓的老头掌。这些人吃老头掌时,配上龙舌兰酒或者蘑菇。他们在沙漠的不知什么地方聚集;在那里整日整夜跳舞唱歌……有人说,他们就是用这种东西清洗眼睛,清洗眼球。(参阅 Seler-Sahagun 1927:403)

有关老头掌的功效,历史学家萨哈贡(Sahagun)是这样描述的:

> 凡吃或喝了这种东西的人,显现出怪异或可笑的面孔。这种痴狂状态延续两天到三天才能结束。这种植物一般被奇奇梅克人服用。它赋予他们力量和战斗勇气,远离恐惧,并让他们失去饥渴感觉。他们甚至说,它可以在任何危险面前保护他们。(参阅 Hartwich 1911:250)

老头掌的非凡威力可以引发对天堂的美好幻觉、与天使融合的渴望并获得超人的体力,以及极度的性欲快感,都让阿兹台克人把这种不起眼的仙人掌类植物当作神仙对待。他们区分雄株和雌株仙人掌。雄株老头掌即是魔法与情爱之神台卡利波卡(Tezcatlipoca),雌株老头掌则是生育女神特拉左丢特（Tlalzolteotl）的化身。（参阅 Quezada 1975：88）老头掌还被当作治疗寒热发烧的药物，是爱情护身符的组成部分，为爱情预言服务。可惜的是，西班牙殖民前的时代有关其使用情况没有流传下来。在殖民时代，教会严禁服用这种催欲神草。但在印第安和西班牙观念融合过程中，这种仙人掌类植物，被皈依基督教的印第安人，等同于圣安东尼、耶稣和圣母马利亚。从此，诱惑、罪孽和上帝之光开始进入印第安人的墨斯卡灵的意识当中。

在墨西哥特诺奇蒂特兰的山中，雨季时会生长出形状如小阴茎似的"神肉"。这种含有二甲四羟色胺磷酸的菌类被称为小神菇（Teonanacatl），根据一个方济格会会士的说法，它可以引发"千万种幻觉，特别是蛇的感觉"。这种神菇还同生育能力及雨神联系在一起。它可以让祭司们与神灵建立直接联系，并给予法师们以预言和治病的能力。这种蘑菇在患高烧和寒热病时当作药物使用，也当作情爱刺激素和在特殊祭祀中作为圣餐服用。在这种情况下，医者和患者成双成对同时服用，一直吃到四十只，还要加上蜂蜜。在意识改变的状态下，医者可以发现患者的病源，并从患者身上吸出来。患有"爱情病"的患者，例如阳痿或不育，也可以用这种方法治愈。

阿兹台克人的另外一种神草，是旋花科植物（Turbina corymbosa），其种子含有类似麦角酰二乙胺的生物碱。（参阅 Hofmann 1964）其蔓须被看成是爱神的儿子年轻的玉米神辛托特（Cinteotl）。这种旋花草的种子可用于进行预言，作为医药可治疗性病，并被认为是强力的催欲药剂。根据阿兹台克民族药典的记载，这种催欲药作用于肾。（参阅 Quezada 1975：92）古代的医学文献上是这样描写的：

> 肾脏：欢乐、快感，我们的快感；高兴，人们高兴……而了解自己的快感，高兴把汁液挤压出来……了解自己的快感。（参阅 Freiherr von Gall 1940：195）

据说人是用骨粉加神灵阴茎的血混合捏成，所以在男人的肾脏

中,也就产生了精血,对女人有催欲的作用,让她产生新的生命:

> 男人的精子,蔬菜的种子,人的种子,我们的体液,我们男性的精华,血,红色的,松节油状物:不安的,白色的,透明的,精磨的,热的、温的;让女人美丽,让她舒展,让她有力,让她绽放,让她受孕,从后面让其湿润。(参阅 Freiherr von Gall 1940:195)

还有一种催欲药,在阿兹台克药典中没有提到,但在现代墨西哥却由于其催欲性能和类似鸦片的作用而深受青睐。那就是蓟罂粟(Argemone mexicana),在阿兹台克时代被认为是"死人食品";死者的灵魂在地狱和天堂都靠此食品为生。(参阅 Rätsch 1985a)今天,它的干叶则作为大麻烟的替代品和催欲药吸食:

> 我们四个人一起吸食,但不仅是为了一般的享受。从第二轮开始,我就已经感觉到一种舒适的陶醉。我的头脑被清扫一空,我的身体舒缓而发热,我的血液明显开始奔腾。和朋友们在一起,也使我感到额外的惬意,更何况他们似乎在晚霞中闪发着特殊的光彩。我身处在亲爱的人中间。这种感觉在寻找一种表达方式,很快我就找到了它——那就是一种温柔但急速的奔驰。我的眼睛失去了目标,一切感官都集中到最宝贵的冲动之中。
>
> 身体感受之后,精神还长时间停留在幻觉境内,它不允许你感受一切我们已经习惯的淫秽事实。我感觉很难迈步走上街道,也无法拿起桌子上的刀叉和享受杯中的美酒。夜里的睡眠虽然短暂——最多也不过四个小时——但我们早上起来时,却感到无比的振奋。(参阅 Urchs 1985)

神界灵草

> 当陶醉的第一个征兆开始显现,那就是"明亮的眼睛"……"他已经有了神光在闪烁……"马约印第安人吸烟后有所感悟时会这样说。
>
> ——摘自维克多·雷科(Victor Reko)著
> 《魔法毒药》(*Magische Gifte*)

阿兹台克时期,瓦斯特克人被看做是特别强悍的民族。在爱神的宗教祭礼上,瓦斯特克人的舞者戴着三角帽并显露巨大的阴茎登台演出。至于这些阴茎是道具还是用催欲药物处理过的真实器官,可惜没有准确的说法。今天,生活在墨西哥湾说着类似玛雅语言的瓦斯特克人,仍然掌握着西班牙殖民前的丰富的植物知识。比如他们还记得,祖先们把曼陀罗当作药品、麻醉品和催欲药使用。这种植物不仅可以治病,而且可以杀死制造疾病的邪恶巫魔。

瓦斯特克人对曼陀罗是这样说的:

> 这种植物是有灵性的。它们似乎比我们还要聪明,而且比我们先进和纯洁,因为它没有罪孽。(参阅 Alcorn 1984:93)

在玛雅人生活的各个地区,都十分尊崇曼陀罗,把它看成是一种宗教。玛雅尤卡坦人把这种神药称为"神界灵草"。在中美洲雨林中,那些梦幻般的金字塔庙宇创造的文明,主要反映在神秘传说之中。对神灵的景仰和有关地狱的传说,都得到了弘扬。祭司们在祭礼上追求自己的神化,服用麻醉和致幻汤剂、泻药和吸烟等方法以达到目的。估计这些药剂由具有麻醉作用的睡莲(Nymphea ampla)、烟草(Nicotiana spp.)、影响意识的蟾蜍提炼物(Bufo marinus)、曼陀罗(Datura spp.)和旋花类植物(Turbina corymbosa 和 Ipomoea spp.)所组成。(参阅 Rätsch 1985c)被迷惑的人感觉可以变成神灵，药剂的威力会把他送往神界。古玛雅人的大多数迷药，至今还在被当作神药和催欲药使用。患有阳痿的人，医治时要叉开两条腿，站在点燃的干烟草叶上，直到草叶燃尽。熏向阴茎的烟雾，会重新给疲软的阴茎以力量。烟草被玛雅人看成是包治百病的药物，是抵御邪气和毒蛇的护身仙草。祭司们吸食被称为恰麻尔的雪茄，系由烟草和曼陀罗叶混合制成。它可以使人产生预言的能力，并可能与神灵沟通。他们进入幽灵世界，在那里施法并救治病人。这种古玛雅人吸食的混合烟叶，估计也被当作催欲药用于提高性快感。其实，为了达到催欲的效果，只吸食曼陀罗就可达到目的。据说四片干叶为合适的剂量。在一篇亲历报告中，参加实验的人这样描写了他们的情色冒险行为：

> 皮肤变得无比敏感。轻轻的抚摸就会变成完满的温柔经历。我们的下身突然快速充血，使我们急于去交合。正常的性功能升至极限。任何形式的性爱交流和行为均属特殊的珍贵。到达高潮的时间要长很多，而高潮则好像延续了好几分钟。在交合过程中，我们两人舒适空虚，毫无顾忌，只是集中到那一刻的到来。效果持续整个夜晚，甚至出现多次交合。到了第二天早上，经过充满性爱梦幻的短暂睡眠以后，我们带着清新的意识醒来，全身充满温暖舒适的感觉，皮肤仍然保持敏感，喉咙干涩。(参阅 Rätsch & Probst 1985c：1139)

用曼陀罗根可以制作镇痛和麻醉汤剂。新鲜的叶子可以作为慢愈伤口和肿块的贴膏。用叶子沏茶可以让意中人饮用。其种子亦可服用，因为一位老年玛雅妇女说过，"它有益于意识清新"。同样，几粒碾碎的种子加上几滴经血放在咖啡里也会有很好的效果。尽管也可以用芳香的花朵制成催欲茶饮，但这种漏斗形的花萼多是献给神灵的供品和用于爱情的魔法药剂。有时这种植物会出现所谓的双重喇叭花。这种罕见的双花具有一种神秘的魔法，人们可以用它把两个人牵连在一起。人们把花送给他们，让魔法逐渐发挥作用。两人就可以在爱恋中结合，并幸福地生活在一起。

在古玛雅时代，这种花被看成是月神伊西切（Ixchel），即彩虹女神的化身。花和女神分享生殖、生育和爱情的秘籍。玛雅妇女们用献给月神的花朵制作性爱汤剂，以引起意中男人的注意。为此，她们取几朵象征女性阴部的鸡蛋花，在满月之夜撒入天然水池中。妇女必须脱光衣服祈求月神。这样，汤剂就会得到魔力。

在古玛雅文化中，月神也受到男性祭司的崇敬。祭司进入山洞内，里面的黑暗相当月神天地——那就是夜。祭司们——估计借助于壮阳药物——让自己的阳器勃起，与女神共享云雨之乐，然后再献出自己的鲜血——要用鱼刺穿透自己的阴茎。生殖器放血，显然模拟女神的经血；这样也显示了放纵的阴茎文化、催欲药的使用和生育能力的魔法结合。直到今日，还有的玛雅人在他们的玉米地上进行血祭。勃起的阴茎上流出的血滴，洒在发芽的玉米株上，等于献上催欲的生命力。

真谛之饮

> 黑豹再次出现,
> 使我第一次感到。
> 离开自己的躯体,
> 同样变成了黑豹。
>
> ——马努埃尔·卡多瓦—里奥斯(Manuel Córdova-Rios)

"万物初始,当蟒蛇小舟顺流而上,把人类分送到各处时,雅戈仙女露出了尊容。"生活在亚马孙北部地区的德萨纳印第安人,就是这样讲述他们的创世记故事的。

雅戈仙女受孕于一个老男人,即太阳之父:"他就是阴茎大神。她看着他的身体,制造了精子,因为他就是雅戈的形状。太阳之父是雅戈的恩师,也是他的性爱之师。在水宫之中,她通过眼睛受孕,即通过对太阳之父的注目,她怀孕了。一切的一切都是通过眼睛而发生的。"

雅戈仙女即将临盆时,她走进一个马洛卡,即公众厅堂,里面坐着很多吸毒的男人,"当她推门进去时,所有的人都失去了理智。只有一人站了起来,抓住了雅戈的第一根枝条"。(参阅Halifax 1981:273f.)

雅戈仙女生下的就是雅戈连娜,即卡披木(Banistriopsis caapi)。她将永远在广阔的雨林中生长。而生活在雨林中的人们,也将和她一起去回顾生命之源和多彩世界的创建。

雅戈只是这种不起眼和很难分辨的藤本植物很多名称中的一个;其他的名称还有卡披或阿雅华斯卡。用它制作的汤剂同样使用这样的名称。个人使用时,要先把一根15厘米的卡披木放入水中,煮六个到八个小时。有些部落除了卡披木还要掺入其他一些植物(如鸳鸯茉莉、九节木、脂豆蔻等)。

这种诱发痴狂的汤剂供萨满服用。服用时，萨满躺在吊床上忍受着"肠胃的翻腾"，随之变成了一只美洲豹。他可以用这个化身，远行至银河以外的蓝色圣地。

小剂量的卡披木，可以作为催欲药剂使用。发挥作用后，会出现特别坚硬和十分持久的勃起状态。大多数情况下，男人们会赤身裸体在村中巡游，显示自己无比的性力，让女人不必担心。大多数部落，只限于男人饮用这种卡披木汤剂，因为在女人身上会引起子宫痉挛和造成流产。一旦女人被允许品尝这种"真谛之饮"，她就会在性快感中欲仙欲死。

图卡诺人称卡披木为"神种"，由此而产生的极度兴奋即是"性高潮"。在群体祭礼上合饮卡披木，对他们来说，就是回归宇宙的子宫，重返万物起源之旅。他们在那里才能见到宗教的真谛，经历时间的初始和神秘的诞生。他们自己就会成为雅戈仙女和阴茎大神。他们神交以后会生产他们自己，作为新生儿再返回雨林的现实世界。

世界的初始，就是一次极度的性高潮。为了一再经历这种神秘的性原始状态，并认识世界的产生和结构，图卡诺人就服用这种神圣的催欲雅戈汤剂；因为"只有意识到全部真谛，才会获得真知"（参阅 Deltgen 1979：22）。

卡披木中的主要有效成分，是生物碱骆驼蓬灵和哈尔敏。人服用后（250 毫克至 300 毫克口服），就会出现多彩幻景、白日梦境和飘飞的感觉。这种生物碱直接影响大脑和下身。它的准确定义应该是"致幻催欲药"。在实验室对老鼠进行试验时，注射 5 毫克哈尔敏，就可测出明显的性欲提高的迹象。（参阅 Emboden 1972：69）使用哈尔敏进行的心理治疗时，患者常常会产生情色幻觉。

亚马孙印第安人除了饮用卡披木外，还有另外一种方法去认知"真谛"，而登上性爱高峰。他们用含有 DMT（对苯二甲酸二甲酯）的植物制成鼻烟粉，称其为尤波、埃培纳或卡合巴等。其功效据说和纯 DMT 类似，但更为强烈：

我感觉似乎每个颗粒从鼻腔向上冲去，然后在我的脑壳里爆炸。一种美妙的疲乏感在身体里逐渐扩散开来。我把目光转向河流，期待从水波深处升起传说中的生灵。水中的涟漪突然变成了巨浪……（参阅 Donner 1985：184）

在雅诺马莫人那里，埃培纳只允许男人使用，而且处于宗教祭礼的核心地位。这种鼻烟就是萨满的车驾，可以乘坐前往无形的幽灵菏库拉的世界。随着药剂的功效，平时不为人所见的世界真谛，会呈现在他的眼前。幽灵菏库拉就在萨满的胸中。他的胸腔就是幽灵的家。一般情况下幽灵会躺在萨满胸中的吊床上睡觉。

萨满用吸管把鼻烟吸进鼻腔，然后进入肺部和胸腔。这时，菏库拉的助手就会醒来，因为药剂就是他们的营养，随之他们将于痴迷中在胸腔歌舞，并以此赋予萨满超人的力量。即使药效已经消失，这种力量仍然会留在萨满身上。他可以用作医病或狩猎。但也可以把它转化为性力，尽情献给一个女人。

鉴于其流产的作用，所以女人不允许服用，但仍然需要催欲而出现性冲动，于是，雅诺马莫人又发明了一种类似埃培纳鼻烟的技术。采用一种至今在植物学上无法确定的植物的叶子，当地人称为素瓦黑罗，即"女人魔法"，再加入一种香木粉，制成粉末。大多数男人都在身上携带一包这样的催欲魔粉。当他们对自己的女人或别的女人发生兴趣时，或者通过埃培纳冲动时，他们就可以让意中人产生巨大的性欲而与他们交媾。女人把这种粉末用力吸入肺中，这种催欲植物会从那里转移到她的下身。或许这种女人魔法也含有 DMT 成分。同样，在南亚马孙地区广为传播的 Anandenathera columbrina 的种子也可制成一种影响精神的鼻烟。马什科印第安人吸食它，主要为了获得预言能力，但也可获得性欢愉。

由于 DMT 类植物口服时既无神经性也无催欲性效果，哥伦比亚的印第安人就采用一种技术，使西方的药理学专家们都赞叹不已。口服含有 DMT 物质时，加入所谓的 MAO 抑制剂，这是一种制止一元胺氧化，即防止色胺迅速消减的物质，以便让 DMT 在身体里面起作用。这样它就可以让效果不仅持续 8 分钟，而是 2 小时。

两个主要有效成分卡披木及哈尔敏就是这种抑制剂。（参阅 Schultes & Hofmann 1980a：123）

所以亚马孙印第安人就在"真谛之饮"中掺进两种含有 DMT 的卡披木的叶子。就像在性高潮中阴茎射精一样，这种汤剂也会使人的意识离开躯体飞向银河。

高根老妈和四方风

> 想高飞,不一定要上天。
> ——玛莲·多布金·德里奥斯(Marlene Dobkin de Rios)

新大陆的一个奇迹,就是今日秘鲁的南海岸沙漠地区的纳斯卡平原。公元 10 世纪,纳斯卡人在这块极其干燥的高山平原上制造了只能从空中看到的线条和图案。只要飞过平原的上空,就可以看到这些精美的图形,其中有各种飞鸟、昆虫、虎豹、鱼类和螺旋。考古学家为解释这些图形和图案,提出了各式各样的理论。有人猜测,它们是当地人对宇宙的想象,即一种天文年鉴或星象标志。人种学家玛莲·多布金·德里奥斯甚至认为,这些沙漠图案是萨满在空中神游时的指路标志:

> 这种无躯体的神游,会产生一系列经久不变的影像,其结果就是相关人员看到现实空间的肉身,但经验告诉他,他的意识并没有存在于这样的肉体之内……与此有关的报告,一般强调这种经历和感觉,具有另类世界、神秘和超现实的性质。(参阅 de Rios 1985:108)

纳斯卡文化熟悉安第斯山脉所有精神类植物。下列一些植物至今还在被当地土著用于治疗和宗教祭祀活动:高根,即爱神树树叶(Erythroxylum coca);圣彼得,即四方风仙影掌(Trichocereus pachanoi),和老头掌一样含有墨斯卡灵生物碱;鹰灵树(Brugmansia);维尔卡,即产自雨林的一种鼻烟(Anandenanthera peregrina);烟草(Nicotiana)和灵魂胡须,即卡披木(Banisteriopsis)。

西班牙历史学家殖民时代的有些报告表明,一些尚无法辨别的植物(Espingo, Hornamo)主要用于萨满、医疗、宗教和催欲各个方面。但时至今日,安第斯山脉人民自从被征服以来,本土使用这些植物的方式,几乎没有或很少有什么变化。令人吃惊的是这种文化的延续性,不论是圣彼得、鹰灵还是高根,始终与萨满教和性欲联系在一起。这三种生长和繁荣于安第斯山脉的植物,始终服务于欢愉、萨满神游、预言、爱情魔法、人兽变化和提升性欲和快感。(参阅 Schultes & Hofmann 1980a:157)

四方风仙影掌制成的糊剂,少量食用即产生催欲作用,与人神同形同性学说以及象征阴茎的豹神联系在一起。豹神会飞而且有控制人的威力。借助四方风仙影掌,萨满就变成威力无比的生灵。他们可以在药物的影响下变成一只美洲豹,在四方风仙影掌的托举中飞翔,或许在地面图标的指引下神游,穿过幻觉宇宙。"这种欢乐是神游的前奏,能使人达到其凡间存在和超自然力量之间的和谐。"

在安第斯山脉地区,流传着许多神奇的故事,讲述着曼陀罗树的威力。因为它的花朵在晚霞中散发着一种类似杏仁糖的甜香,所以把它看成是"夜草"。在它的身上住着精灵,为人们打开通向未知世界的大门。它的如铃铛般的红、黄或白花,是神秘的雨林野人皮豪斯的食物。奇楚亚人称这种植物为"墓草",与死神和彼岸世界相连。关比亚人传说,在这种稀有植物中,住着一个鹰状的精灵。这只鹰是邪恶的,会夺去在林荫中歇息的意志薄弱的人的记忆和理智。他将骑在鹰的翅膀上,被劫持到一个遥远的未知世界。如果一个姑娘坐在曼陀罗树荫下"梦见一个帕埃斯族男子,那么这个梦就会把一个小人儿留在她的阴部,六个月后,又变成树核和树种从里面出来"(参阅 Schultes & Hofmann 1980a:128)。在整个安第斯山脉地区,都用曼陀罗树叶和树枝制成汤剂,当作催欲药使用。(参阅 Peres de Barradas 1957:313)尤其在过去还被当作陪葬品使用的种子,被认为具有强烈的催欲力量。为了让其发挥作用,女人们把它砸碎制成全年可用的饮料,与玉米啤酒一起饮用。

在印加人的神话中,有各种故事讲述高根灌木的由来。据说,这种植物是太阳神的造物,用它作为礼物送给他在地球上的代理人,即当时统治世界的印加人。所以，享用这种兴奋剂的，只限于贵族和祭司。另外一个传说认为，这种灌木在远古时代是一位美丽迷人的女子。但根据印加人的道德观，她的行为"不纯洁"，因为她热衷于肛交，浪费了精液，所以最后被处死，并被分割为两段。（参阅 Antonil 1978：4）其中的一段变成了灌木，取名为高根老妈。它的树叶成为爱神的象征。只有刚刚和女人睡过觉的男人，才可以去采集和咀嚼它。可惜的是，殖民时代的文献没有说明原因是什么。

高根树叶只有与溶解的石灰或含有生物碱植物的灰一起咀嚼才能起作用，因为起兴奋作用的可卡因只有在生物碱的环境下，才能溶解并通过口腔黏膜进入血管。（参阅 Towle 1961：58）一种用烟草制作的黏稠汤剂，却只有较小的功效，但高根树叶可以熏香和吸食。这会导致神智失迷，常常为萨满使用。他们把高根和香木混合点燃，把升起的浓烟深深吸入肺中。由此"他就可以进入极度欢愉的失迷状态，登上高根烟雾的天梯，进入一个超自然的另类世界"（参阅 Siegel 1982b：271）。在古代秘鲁，是把高根烟雾献给神灵的，这样他们才能为印加人打开进入圣山的门户。借助高根还可以进行预言和爱情算命。具有资质的预言家，得到高根授予的力量，可以预见未来，并告知使用何种法术及何种催欲药能够把两个人拉在一起。此外，高根树叶本身也可以当作催欲药和长寿剂使用。据西班牙历史学家和传教士的说法，印加人早在西班牙殖民之前，就已把高根与海边居民的"超自然"的性行为联系在一起。居住在海岸沙漠地区的民族继承了纳斯卡人和莫奇卡—奇穆人的文化，他们的陶艺制品精细地表现了性行为的几乎所有形式，很多文献指责他们进行"鸡奸、同性恋和兽性变态"：

女人们进行鸡奸，即与她们的丈夫或其他男人进行肛交，甚至在她们的哺乳期。……

尽管这里的女人很多，而且也很漂亮，但大多数人仍然沉湎于肛交的陋习，甚至为此感到骄傲。（参阅 Cieza 1979：67，70）

那些从事劳动和纳税的平民，只是为了纯粹的欢愉，而不是为了生殖而进行的肛交，不仅印加的统治者，而且基督教的传教士们也认为是对"精子的浪费"。但对海边居民来说，与女人进行肛交，既不是陋习也不是罪孽，而与男人或男童进行肛交，甚至是宗教赋予他们的义务：

> 在每一座重要的寺庙或祈祷室中，都有一个到两个男人……从小就穿着女人的衣服，像女人那样说话，并做女人所做的一切事情……在节庆日子里，他们就进行罪孽的肉体交媾，特别是与酋长或首领。（参阅 Cieza 1979：70）

印加人和西班牙人都坚信，这种"违反自然的困惑"只是广泛使用高根的结果。他们认为，高根是一种"肛性"催欲药。直至我们的世纪，这种观点仍被很多性科学家所认可。（参阅 Siegel 1982a：71）

第六章
永恒的爱之夏

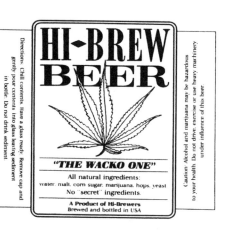

印第安医药的发现

> 花在飞舞,花在旋转,
> 它们围绕着燃烧的山,
> 从我们祖辈的心中,
> 跳出了 itari 和鹿。
> 神灵在说话,
> 是的,神灵在向我们说话,
> 但却无人能够听得懂。
>
> ——惠乔尔人(Huichol)的老头掌之歌

翁第德尼大屠杀中,最后的自由草原印第安人像畜生一样被消灭之后,悲壮的印第安战争结束了。被奴役的美洲土著居民失去了自由、自主和他们神圣的土地。他们被赶进了集中营区,遭受外来白人的统治和压迫。古老的社会结构被粉碎。但印第安人管理局的移民政策,却使得营区内出现了超越部落的接触,特别是与西南各部落融合,从而意外地导致了印第安文化的更新。梅斯卡莱罗阿帕切人在北墨西哥认识了一种新的植物,它看起来很不起眼,是一种无刺根球形仙人掌,也就是老头掌。这种早被古阿兹台克人当作圣草的植物,至今还被惠乔尔印第安人视为神灵和所崇敬的仙草,在大多数印第安人那里都被当作奇效药品。这种药物或者用于治疗疾病,或者在宗教祭礼中用于群体治疗。通过老头掌释放出来的幻觉,展现了斑斓的内心世界和美妙天国乐园的真谛和真相。生活在集中营区的印第安人,在这种对他们崭新的药物中,看到了通往已失去的美丽、和平和亲切的世界的门户。"老头掌爷爷"用内在的精神财富,带领他们返回了被白人摧毁的乐园。老头掌变成了被压迫者的圣礼,后来的印第安人教会就是在这个基础上建立的。很多印第安人能够生存下来,他们的部分文化和世界观能够保留下来,应该感谢老头掌的威力。

老头掌在欧洲和美洲的白人世界是通过哈伏洛克·埃利斯（Havelock Ellis）、路易斯·卢因（Louis Lewin）和奥尔德斯·赫科斯利（Aldous Huxley）认识的。在世纪交替时，曾有人对老头掌和及其主要有效成分墨斯卡灵进行过实验。当时，人们把这种异乡的仙人掌，看成是可以引发预言能力的植物。（参阅 Rouhier 1927）老头掌和墨斯卡灵功效的特点是口服以后，可以让人进入更高层次的现实、色彩斑斓、形状丰富的幻觉世界，也可以说是进入一种特殊的幸福状态：

> 颜色获得了新的更为深刻的含义。它们隶属于大自然的核心。来自内在的彩色闪亮的线条、蛇形图案、水流和各种造型，沉浸在烈火和丝绒般的炭火之中，它们运动着，是的，没有一种运动是不带有彩色的……
>
> 我终于相信，人的灵魂有能力把白色看得更白，白得让地球上任何光亮都无法比拟……
>
> 光以其最大的度量变成了音响，如此的美丽，如此的清澈，光和声在我身中融为一体。音响是白色的，而白色是一种绝美的旋律。（参阅 Schenk 1954：131，133）

早在1952年，垮掉的一代精神偶像和嬉皮士运动的领袖艾伦·金斯伯格（Alan Ginsberg）就曾用印第安药品做过实验。他在其中发现了强大的社会性医疗潜力：

> 老头掌不是神灵——但却具有强大的力量——如果大家都服用它，就会知道如何安排自己的生活，例如每年一次，当他们想自省的时候。一天之内，到底有多么巨大的精神力量会显现，到底有多少大秘密会被暴露，包括家庭秘密，但这并不是神奇。当我们把目光转向外部世界，转向那无垠的天空时，这一切都是我们可以用手去抚摸和用心去领悟的。（参阅 Ginsberg 1982：46）

这位与威廉·布卢（William S. Bourroughs）及杰克·克鲁阿（Jack Kerouac）交好的传奇诗人，也曾亲身体验过其他印第安人的药物（卡拔木、二甲羟色磷酸胺蘑菇），并感觉到了在老头掌作用下的催欲功效。大约在同一时期，宗教哲学家艾伦·沃茨（Alan Watts）和生化学家罗伯特·德罗普（Robert S. de Ropp）也用印第安药物做过试验，他们后来写出了早期嬉皮士运动的经典书籍。艾伦·沃茨于1962年发表了他的药书《欢乐的宇宙学》（Kosmologie der Freude），成了该运动使用兴奋剂（墨斯卡灵、二甲羟色磷酸胺蘑菇以及麦角酰二乙胺）的重要指南：

> 使用这些药物不可像抽一支烟或喝一杯鸡尾酒那样轻率，而应该像接受圣礼那样向它接近，但不能像在宗教仪式上那样刻意压抑欢快的气氛。

1938年，阿尔伯特·霍夫曼（Albert Hofmann）在巴塞尔发现了麦角酰二乙胺，于1955年进入美国，并由心理学家和医生进行了试验。艾伦·沃茨随后也从药理学和特殊功效角度参与到对印第安人的这种神药的实验中来，并认定麦角酰二乙胺和老头掌或二甲羟色磷酸胺蘑菇一样是一种强力药物。为避免正统派和禁欲派的舆论得知这种药物的催欲品质，他不得不保持谨慎的态度，于是继续写道："这种可疑的药物并不是催欲药，一小批人服用后，所产生的效果，与一群醉酒者的胡闹，或鸦片馆的懒散没有什么两样。参与者之间会产生高度相互爱慕的倾向。"

在沃茨的《欢乐的宇宙学》发表的同一年，马斯特斯（R. E. I. Masters）发表了他的传奇作品《禁欲与道德》（Forbidden Sexual Behavior and Morality）。其中有整整一章论述了墨斯卡灵的催欲力量。马斯特斯是第一个敢于系统试验和论述生物碱具有性作用的科学家。而且是在一个比惧怕神经类药品更惧怕催欲药的时代。他以此摧毁了人类学主流文献中的一个观点，即西南部印第安人把老头掌作为制欲药的神话。但即使在马斯特斯之后,墨斯卡灵仍然没有被当作公认的催欲药,始终认定其不能激发性欲和强化性爱感觉及提升性快感。

　　印第安人医药的发现,受到正在蓬勃发展的嬉皮士运动的热烈欢迎。老头掌、墨斯卡灵、二甲羟色磷酸胺和麦角酰二乙胺成了思想解放一代的圣品。1963 年,随着意识扩展和性解放的普及,开始了所谓的"爱之夏"和催欲"宇宙性感"的时代。

花的力量

> 我踏入乐园中,
> 清晰艳丽的梦。
> 虚幻的华尔兹,
> 一片模糊不清。
> 发情期的大象,
> 与蚊子的嗡鸣……
> ——拉福格(J. Laforgue)的《香烟》(*La Cigarette*)

满身花环、彩服披身的嬉皮士,在旧金山的街道上翩翩起舞,从"爱之夏"一开始,就被看成是"花孩儿"受到热烈欢呼。沿街观众的头脑里,记住了艺术性长发上的朵朵鲜花。但在这些花孩儿的头脑中,却开放着另类花朵的芬芳,即大麻的香气。雌株大麻花的树脂物质,变成了玛丽环娜(Marijuana),实际是对西班牙女性名字玛丽娅·环娜的误写,或许只是对女性的暗示,或者对其催欲功效的表达。市井中人们也说 Grass,Dope 或 Weed。嬉皮士运动的动力和每日的粮食就是"flower power",即花的力量;实际指的是大麻花的威力。玛丽环娜制成的纸烟,被称为"joint"(即"参与"),要按照一定的礼仪程序吸食:制作"joint"的人,点燃后先行吸食,然后把它依次传递下去,让下一个人吸食,依此类推。

"joint"在一个集体圈中就这样传递不息;所以才有"joint"使人团结的说法。

1969年,出版了第一部《玛丽环娜之友手册》,书的标题是《一个孩子的大麻花园》,作者是杰克·马戈利斯(Jack S. Margolis)和理查德·克洛芬内(Richard Clorfene)。这本小册子的中心章节的题目是《大麻作为催欲药》。作者是这样论述的:"催欲药是'各种感官反应的综合体,可以促发一种普遍狂热的状态,表达出一种性爱的欲望'。"由于玛丽环娜具有催欲作用，作者于是得出结论说："大麻是世界上最佳和最可靠的催欲药剂，不论是你想引诱别人，还是出于相当低俗的理由，或者出于高尚的意图，为你的性伙伴在大麻的作用下尽可能长时间地享受你的内在财富。"玛丽环娜可在四个方面激发和提升性欢愉：前戏、控制射精、单一或重复高潮以及性爱创新。也就是说，玛丽环娜可以"提高我们的性爱快感，而且是在性爱活动的所有阶段。我们把大麻看作是一份学习材料，可以让人更加深入地了解性生活，而且这种认知会保留下来，即使在不使用大麻的情况下，也有益处"。

很多嬉皮士都对这种药物表现了兴趣，并开始研究地球其他地区所使用的可扩展意识及提升快感的植物。于是，一系列其他外来的具有催欲效果的植物开始被采用。

为了支持玛丽环娜的催欲效果，可用麝香喷洒其花朵，水烟袋中的内容用衣兰油调味，或者大麻加其他调料混合使用。"joints for Sex"（性感大麻纸烟）中，最贵重的成分是达迷草。即使单独吸食它，也会有微弱的玛丽环娜的效果，但结合起来，就会强化催欲成分。最佳效果来自玛丽环娜—达迷草组合的joint，同时再饮用一杯达迷草茶或者用达迷草叶及盖屋棕榈果揉成的丸剂一并吞下。

最为普及的混料纸烟，是用玛丽环娜和某些高功效的茄科植物（曼陀罗、天仙子等）。很多人在玛丽环娜和干颠茄叶混合物的作用下，"就像是到了天堂！"罗伯特·谢伊（Robert Shea）和罗伯特·安东·威尔逊（Robert Anton Wilson）就是这样描写性爱极乐状态的。一位热情的草药专家解释说："用各种不同的烟草混合物，就像在意识钢琴上随意弹按不同的琴键！"

在早期的海特—阿什伯里（Haight-Ashbury）嬉皮士团体中，曾传播着各种小册子，对有兴趣的读者解释合法的兴奋药物和催欲植物。其中大多数嬉皮士的专用催欲植物，均在其他文明地域被当作性爱刺激品所青睐。

药物	地区来源	嬉皮士使用情况
美丽银背藤 (Argyreia nervosa)	夏威夷	服用 3—5 粒种子
棉花根 (Gossypium herbaceum)	小亚细亚	2 盎司根皮煮三分钟，1 杯
天仙子 (Hyoscyamus niger)	世界各地	吸食，可与玛丽环娜合用
马钱子 (Strychnos nux-vomica)	东南亚	小剂量种子
紫锦苏 (Coleus)	世界各地	吸食其叶，或咀嚼 50 片
脂麻 (Pedalium murex)	印度	碎种子泡水，日饮 3—4 次，各 1 勺
小红辣椒 (Capsicum frutescent)	亚洲	服用 30—125 毫克
达迷草 (Turnera diffusa)	中南美洲	吸食、茶饮、与盖屋棕榈制丸合吃
蛤蟆菌 (Amanita muscaria)	世界各地	干菌 4—5 颗食用，干皮与玛丽环娜混合吸食
亚洲石胡荽 (Hydrocotyle asiatica)	东南亚	温水浸泡，饮半茶勺
人参 (Panax pseudoginsen)	朝鲜、中国	每隔 3—4 小时咀嚼其根片
染料木 (Genista)	世界各地	吸食其叶，或茶饮
神圣愈疮木 (Guajacum sanctum)	墨西哥	1 盎司皮煮 15 分钟，日饮 1 勺
生姜 (Zingiber officinale)	亚洲	咀嚼鲜根片
加州罂粟 (Eschscholtzia californica)	美国加州	吸食其叶，或与玛丽环娜合用

药物	地区来源	嬉皮士使用情况
白菖蒲 (Acorus calamus)	北美	咀嚼其根茎，2盎司水煮
假荆芥 (Nepeta cataria)	世界各地	叶子和玛丽环娜及烟草一起吸食
卡瓦胡椒 (Piper mathysticum)	南海	多种用法
巨藻 (Macrocystis pyrifera)	世界各地	一茶勺饮用
仙影掌 (Cereus grandiflorus)	墨西哥	新鲜植物1/2克咀嚼，酒精浸泡
可乐果 (Cola nitida)	非洲	一勺可乐粉加2勺蜂蜜搅拌，热水稀释
筚澄茄 (Piper cubeba)	亚洲	食其果，茶饮其叶
路单利草 (Lobelia inflata)	北美	与玛丽环娜或达迷草一起吸食，或茶饮
狭叶胡椒 (Piper angustifolium)	秘鲁	每杯1/2勺茶饮
含羞草 (Mimosa pudica)	世界各地	用其汁涂手
紫花牵牛 (Ipomoea purpurea)	美洲	食用其种子若干
巴西椴椴木 (Liriosma ovata)	亚马孙	咀嚼其皮或6—10勺水煮；皮粉吸食
肉豆蔻 (Myristica fragrans)	亚洲	一勺粉末食用
盖屋棕榈树 (Serenoa repens)	佛罗里达	食其鲜果；榨汁或与达迷草一起吸食

药物	地区来源	嬉皮士使用情况
菝葜 (Smilax officinalis)	墨西哥	2勺干根茎水煮5分钟
曼陀罗 (Datura)	世界各地	叶和种子与玛丽环娜一起吸食
欧骆驼蓬 (Peganum harmala)	小亚细亚	食用其种子若干
洋甘草 (Glycyrrhiza glabra)	亚洲	咀嚼，口服其粉，可与玛丽环娜合用
颠茄 (Atropa belladonna)	世界各地	叶子与玛丽环娜一起吸食
香草 (Vanilla fragrans)	墨西哥	食其荚2—3只
洋艾 (Artemisia absinthium)	世界各地	茶饮，或与joint一起吸食
野薄荷 (Mentha sativa)	南欧	茶饮
育亨宾树 (Corynanthe yohimbe)	非洲	茶饮其树叶；每杯加1克维生素C

第七章
神圣与世俗

　　人在催欲药物驱动下看到神灵,并产生虔诚的感激之情,这一事实,随着时间的推移,贯穿了更高的幻觉意识,最后确实变得十分高尚起来。
　　　　　　——弗里德里希·尼采著《人性》

感悟、快感和痴狂，形成了神圣的三角。

——西吉普·赫勒（Sigip Höhle）

"你们如果吃了智慧树的果子，"性欲的原形蛇说，"就会和神一样辨别善恶。""智慧树"打动过多少人的感情，在历史的进程中曾得到过各式各样的诠释。希罗尼穆斯·博施（Hieronymus Bosch）曾把它描绘成苹果树，或者炼丹术士的蒸馏烧瓶。但建于13世纪的普兰库拉尔教堂的穹顶油画上所描绘的智慧树，却很像是一株蛤蟆菌。耶稣教团修士和语言学家约翰·阿莱格罗（John Allegro）认为，这棵神秘的树确实是一株蛤蟆菌。根据阿莱格罗的观点，这种精神类菌菇，在早期基督教中曾被提升为圣餐，在仪式上食用。但也有人把智慧树诠释为曼德拉草或曼陀罗。但不管伊甸园里的这棵树是哪种会改变意识的植物，但其中的信息是无可争议的：催欲药可使人变成神，人从而感悟到了自身的造物能力。

就在基督教把这种感悟妖魔化，禁止神秘化诠释，对性欲严加管束时，其他非基督文明却领悟了这个信息，试图通过催欲药达到性欢愉，从而走上求神之路。交媾通过合适的药剂和仙草将达到所追求的感悟。毫不奇怪，人类最古老的宗教所崇拜的神经类药物，同时就是最佳的催欲药。

成百上千种植物、动物和矿物，在人类历史上都曾作为性爱刺激品、欢愉提升素、催欲药剂和性爱奇药以及魔法护身符加以使用。其核心的问题并不是：那种催欲药最佳？而是：某些物质是如何通过广泛使用而变成催欲药的？只有正确的态度和文化的视觉，才有可能赋予一种植物以催欲力量。

古代宗教和古代文明中所崇敬的大多数神草，都经过了药理学的检验，发现了其中的有效成分。它们已经摆脱了神的领域，根据化学成分在实验室进行了化验。从实验老鼠用到人身上，从仙界来到了人间，从神效变成了机械功能。很多外来文化中的催欲药的有效成分——摆脱了植物形象和文化环境——变成了西方世界所感兴趣的物质：吗啡、苯丙胺、可卡因。神草被贬低为世俗的化学品，从圣餐降为了大众用品。受人尊敬的祭祀用植物，变成了被凡人瘾君子所滥用的化学药剂。

世俗之人显然想把神灵赶走，否则他们就仍然会驻住在人体之内，就依然会汲取神经类催欲药的营养。但神草却会唤醒神灵去享受欢愉的生活。他们的苏醒就是感悟，他们的行为就是欢愉，他们的庙堂就是人的身体。

宇宙是永恒的光——即使虚无也是一种存在！
——哈特穆特·吕施（Hartmut Rüs）

附 录

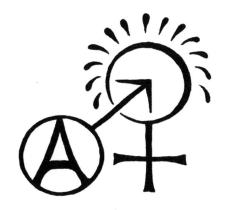

神奇的嗅觉和迷人的芳香

他们共品一支花的芳香。
花虽陌生，但魔力极强……
幸好无人在他们身旁。
他们继续品酒和闻香，
白昼饮酒，夜入梦乡；
他们继续喝着，相互缠绵，
宁肯变得耳聩目盲……
他们生活在心中的迷醉岛上，
不怕寂寞和孤独，
只因他们找到了对方，
更无其他渴望。

——摘自阿塞拜疆中世纪诗人尼扎米（Nizami）的
《莱丽和梅季侬》（*Leila and Madschnun*）

然而，很多芳香会使人迷茫、妩媚、狡猾、无法抗拒、魅力无穷、令人出神、奇妙和情开。骑士们甚至认为，芳香也是一种考验，让人鼻痒和软弱衰竭。他们如果嗅到意中人的香味，就会倾倒、无助和失去理智。有时也会依附于一种香气而随它而去。把味道和性欲，芳香和情爱联系起来，是人类的本性遗传。在植物世界，花朵用香味寻求花粉的传播；在动物世界，依靠特定的香味或香气寻找异性伴侣。很多动物如果没有性腺功能就无法繁殖。

新的研究成果表明，人的嗅觉器官是与分泌各种激素的垂体以及生殖器部位（尤其是前庭大腺）直接相连的。因此性芳香物质直接作用于性行为。性冲动和月经来潮时，这种芳香会有所改变。"有些人甚至可以闻出一个女人处于经期还是排卵期。另外还有善于辨别香水的男人，对排卵期的非典型的味道产生好感，而妇科专家则把这种味

道定性为中性。"（参阅 Money 1977）

嗅觉是通过神经系统中的神经传递素起作用的。看起来，似乎神经传递素很容易通过嗅觉而运转起来，从而很快导致身体的变化。另一方面，神经传递素通过特定的色胺（如 DMT）或吲哚的刺激，也会使身体的感觉能力急剧提高。嗅觉显然是最强烈的一种感官印象，在急速的影响下改变身体和意识状态。美国莫内尔化学感官中心（Monell Chemical Senses Center）的科学家们多年来进行了封闭式实验，试图找到"终极催欲药"。到目前为止，我们只知道，进行实验和合成的是一种芳香物质。（参阅 Durden-Smith & Simone 1983：186）

现代化学家并不是唯一寻找具有催欲功效芳香物质的人。在很多古老的文明中——例如亚洲和地中海东部地区——人们早就对花朵、油脂、膏剂和香火的催欲芳香高度赞誉。关于泡沫中诞生的性爱女神阿佛洛狄忒，在公元前 8 世纪的古塞浦路斯文献中是这样说的：

> 她用以遮挡自己玉体的衣服，
> 系美惠女神和荷莱依女神所缝制，
> 并浸泡在花之芳香中……
> 翠雀、藏红花、堇菜，迷醉和细腻。
> 琼浆玉液之玫瑰花朵，
> 长生不老的水仙花蕾和百合。
> 四季盛开，它们的芳香
> 都散发在阿佛洛狄忒女神的衣料之上。

在很多文明中，性欲和嗅觉是紧密相连的。在星象学、炼丹术和神秘学中，都在寻找具有兴奋作用的熏香。同样，香水的发展史也是从寻找提升性爱的愿望开始的。最后，芳香疗法的代表人物和药物祭祀的信徒们，也了解一些催欲、阳痿治疗等用途的香精油和有机香料。

在很多民间传说中，生殖器官及其分泌物，经血、精液所蒸发的气味，都被认作具有催欲作用。在斯洛文尼亚，人们认为"阴茎味道"，据说可以赢得女人的爱慕，使她顺从。一个来自波塞加的工匠，相当粗野地作了下列描写：

> 从一个婆娘那里取一块手帕，用它来回摩擦阴茎，然后再还给她，如果愿意，就可以从这个婆娘那里得到阴户。（参阅 Bloch 1907：246）

同样，女人也用本身的香气勾引男人，办法是"用一只苹果放在两腿间阴处一段时间"，然后作为信物让小伙子吃。（参阅 Bloch 1907：246）或许用这样的办法让很多爱汤具有了"神奇"的功效，就是因为其中放置了精液、经血、阴毛、汗水和阴道分泌物的原因。它们的作用不是通过消化系统，而是通过鼻子发挥出来！

夏尔·博德莱尔（Charles Baudelaire）在他的邪恶的迷幻花朵中，置入了各式各样的人的味道而让其茂盛，他认为女人的味道就是通往天堂之门：

> 如果我在温暖的秋夜低垂眼帘，
> 把你炽热乳房的香气吸入鼻中，
> 幸福的海岸就会在我眼前展开……

女人的风采与花的力量

> 你是如此芳香！
> 难道你是花朵？
> ——理查德·瓦格纳著《帕西瓦尔》(*Parsifal*)

> 女人们希望别人闻到自己的香气；
> 她们用这种方法表达心声。

以私密的方式暗示自己的魅力，
通过寻找自己的镜影，
传递梦幻和欲望的气息。
——阿兰·科尔宾（Alain Corbin）《瘟疫的气息和花朵的芳香》
（*Pesthauch und Blütenduft*）

女人常被比作芬芳的花朵和迷人盛开的草木，用她们的形象与植物世界交换，用鲜花和花环装饰自己，用令人心动的芳香喷洒自己。

在某些传统中，花是纯洁和再生的象征，在其他传统中，它又是堕落的征兆。在炼丹术士和玫瑰骑士那里，玫瑰是最高精神纯洁的象征，它的盛开是神灵智慧的展示。人智学之父鲁道夫·施泰纳，认为一株植物的花蕾既贞节又纯洁，甚至本身就是圣杯。但在相反的文化传统里，妖女圣杯使者孔德里（瓦格纳歌剧《帕西法尔》中的角色。——译者注），却变成了阴间玫瑰——原罪和淫乐。

玫瑰——不论来自耶稣的血还是来自先知的汗，或是来自地狱的泥潭——自有记载以来在很多地域里都是爱情之花。在古日耳曼人那里，它们是神圣的，置于爱神弗莱娅的保护之下。花朵被当作爱慕的信物。其颜色是红的，就是爱情本身，其香味是恋人的比喻。"玫瑰的香味，始终是通过爱情而改变的象征"，但也被当作是催欲的药品。（参阅 Henglein 1985：96）卡萨诺瓦在冲向女人享受欢愉之前，总是虔诚地用玫瑰水为他爱侣的裸身洗礼。

玫瑰也是阴户的象征。在德国的《阁楼》（*Penthouse*）杂志上，经常刊登女人的迷人照片，她们在镜头前劈开长长的双腿，却规矩地用一朵开放的玫瑰挡住照片的中央。在一个斯拉夫的民间传说中，病原学对女人、玫瑰、外阴、催欲这一象征性组合进行了诠释。那里说，圣彼得带着一个门徒外出游历，要求得到一个顺从的女孩。途中，他们遇到两个漂亮的姑娘，但圣彼得想找一个更漂亮的。他们继续往前走，却再也没有遇见女孩。于是，圣彼得说，下一个女人即使是个老太婆，他也要。他们果然遇到了一个驼背老女人。"丑陋老女人对他说：'我愿意贡献我的下身，但你必须承诺，给我的下身以最美的天国之花的芳香！'——圣彼得答应了她的要求。圣彼得得到满足以后，向老婆娘的下身里吹了一口仙气，她的下身立即散发出最美的天国之花的芳香。然后他的门徒对圣彼得说：'你做得很好，因为遵守了诺言，但不好的是，你只让老太婆的下身发出了香味，其实每一个姑娘和女人都应该散发芳香！'——于是，圣彼得面向东方，连喊三声：'所有的女阴都要竖起耳朵来听着，要对有意穿透你的人散发出芳香！'从此，所有的女性的下身都开始像玫瑰那样散发香气，有时她们自己就叫玫瑰，同时也是阴户的名称。"（参阅 Bloch 1907：251）

在这个故事中，玫瑰和天国、女人、下身、阴道以及女性生殖器的气味等同了起来。这也就解释了，女人的天然气味和含有玫瑰油的香水同样使男性着迷、兴奋和冲动，想去参与一次天堂般的欢愉。

不仅玫瑰与女人的性爱和诱惑有关。在亚洲，被当作感悟象征的莲花、各式各样有肉感的兰花，也常常与阴户等同。在东亚的民间童话中，莲花会变成芬芳四射的性感女人（《莲花姑娘》）。在墨西哥雨林中生长着一种细嫩的兰花，当地的名称就是"太阳母亲的外阴"。那里的很多香草植物，香气浓郁，可使整个地区受孕。拉坎敦人说："我的女人如果散发香草气味，我就很愿意和她玩耍。"在墨西哥，香草枝茎是女性很喜欢的催欲药物。可做成汤剂饮用，或切成碎片咀嚼后吞下，据说可以激发女性的性欲。这种植物被消化以后，其中的精华就会贯穿全身，通过皮肤进入爱侣的鼻子。整个身体都在呼吸香草！

在南海，散发香气的植物和用其花朵提炼的香水，都是每个女人性感修饰不可缺少的用品。新赫布里底的岛民用香气强烈的花草植物装饰自己的生殖器。用花环替代时尚的胸罩，但这些到了欧洲已经堕落变种，无法再与岛民真诚相媲美了。另一个欧洲人对南海性感花朵的想象力，表现在航海家阿克赖特（Arkwright）船长的报告中：

> 1581年，勇敢的探险者听说，南太平洋有一个环形珊瑚

岛，最好不要去光顾，否则必有生命危险。据说在这种环形珊瑚岛上生长着一种死亡之花；所以这个海岛才称为死岛。这种花朵很大，里面可以坐进一个男人。它是一个由色彩和香味扮成的洞穴。如果有人进入里面，那也就是他的最后时刻；他将被沉浸在一种独特的香味中，沉入花的深处，陷入沉睡而不再醒来。然后，就好像这花要保护他的沉睡一样，用花瓣把他慢慢包裹起来。香气开始散发，花心分泌一种有腐蚀性的酸液。受害者开始昏迷，在缓慢的死亡中做着美妙的梦。于是，他的身体就变成了花的养料。（参阅 Skinner 1911：30，31）

来自动物性器的芳香

> 用我的新衣领对你抚摩，
> 用海狸香为你涂抹……
> 你的回报是带刺的菜蔬，
> 和无花果树上的蓝肉。
> ——埃德加·菲恩（Edgar Firn）/代蒙尼德斯（Daimonides）

不知从什么时候开始，人对兽类生殖器产生了兴趣，并把各种动物的性器分泌物用于提升人的性爱享受。各个时代在世界各处都十分赞誉动物的性芳香物质，主要由于其催欲功效，并制成有刺激作用的香水。在9世纪，几名法国人甚至谈到"皮革味道的催欲效果"。（参阅 Corbin 1984：276）

最为普及的是自古以来就与性欲有关的动物芳香物质就是麝香。早在《阿输吠陀》之前的古医学中，麝香就被当作催欲药和万能药看待了。在《阿输吠陀》和泰米尔文献中，麝香被当作催欲补药推荐，同样在生殖器部位发生炎症时加以使用。另外，麝香与鸦片混合也有良好的效果。在中东地区，人们饮用麝香酒，可以使饮者进入神奇的性爱迷幻之中。动物的香气往往与性爱等同起来："爱情是无法隐瞒的，就像麝一样，它的香气暴露了自己。"（参阅 Nizami 1963：19）伊斯兰教的天国和先知的宝座都要洒上麝香香水。于是，一个散发麝香芬芳的女人，就成为了男人的人间天堂。

早在欧洲文艺复兴时期，麝香就成为贵妇阶层最受青睐的香水："麝香的作用和使身材显露性感的紧身衣异曲同工。"（参阅 Corbin 1984）随着近代清教主义的出现，麝香的使用有所减少。只是到了20世纪60年代，使用麝香又开始时髦。嬉皮士对印度的发现，动物芳香料又有了发展余地，花孩儿们把它带进了肉欲的极乐世界。玛丽环娜用麝香喷洒，就变成了有效的催欲药剂加以使用。

近一个时期，化学界和性学界对麝香进行了研究，发现它确实具有刺激性欲的作用。例如，女性在剧院里首选喷过麝香香水的座位。而且，麝香的味道有些类似男性荷尔蒙睾丸素的味道，通过对比实验，它和纯麝香味道一样对女性有刺激作用。是的，人在性冲动时也会在头皮上分泌麝香味道。（参阅 Henglein 1985：86）可麝香到底是什么呢？

在喜马拉雅山地区，生存着所谓麝的鹿类。这种小型鹿类雄兽的肛门和生殖器之间的腺囊，在发情期产生一种分泌物，其中主要有效成分为麝香酮。麝香酮是一种环状甲酮，其化学名称为三甲基环十五酮（$C_{16}H_{30}O$）。（参阅 Seth 等 1975：10f.）麝香酮是一种信息素，对不分泌这种香气的雌兽有诱惑作用。

由于这种麝鹿濒临灭绝——为取得宝贵的麝香，雄麝在交配前被杀死，残酷地从它的腺囊里盗取麝香——化学家们开始尝试合成麝香酮。这种合成可惜相当复杂，所以香水制造商就使用化学代用品（例如甲苯麝香），虽有类似的味道，却无相应的功效。

还有很多其他动物的腺囊里分泌麝香，只不过浓度较弱：麝牛（Oribos moschatus）、麝香鼠（Ondatra zibethicus，Neofiber alleni）、麝章鱼（Eledone moschata）、麝天牛（Aromia moschata）、麝鸭（Cairina moschata）、澳大利亚麝香袋鼠（Hypsiprymnodon moschatus）和麝龟（Sternotherus）。

也有一些植物散发麝香味道：五福花（Adoxa moschatellina）、蜀葵（Abelmoschus moschatus）、柃木树类（Guaria grandiflora, Eurybia argophylla, Euryangrium）以及伞形花科植物（Ferula moschata）之根茎。在当归（Angelica archangelica）中也有一种芳香物质，虽味道不像麝香，但却有类似的功效，在化学上与麝香酮类似（$C_{15}H_{28}O_2$）。化学成分上类似，几乎与麝香酮一样的，还有灵猫酮（$C_{17}H_{30}O$），是麝猫香（Zibet，阿拉伯语"泡沫"的意思）的主要成分。麝猫香生长在埃塞俄比亚的一种灵猫的肛门腺分泌物，与麝香一样被香水工业加工使用，并具有刺激性欲和诱惑功效。

在具有催欲功效的兽类芳香物质中，还有自古以来就深受赞誉和昂贵的龙涎香，它们（抹香鲸肠胃代谢病态的分泌物）以及海狸香（雄性海狸的阴囊内壁代谢分泌物）。这两者树脂状态的物质，一直被描写成为具有神奇的效果，但男性的嗅觉似乎对此却有完全不同的反应。

熏香和神油

> 谁在荒漠中升起，
> 宛如一缕垂直的烟？
> 谁像小贩的叫卖一样，
> 让没药、熏香和香料欢唱？
> ——摘自萨洛蒙（Salomon）的《高歌》（Hohen）

焚香是人类宗教的固定组成部分，常常与医病和萨满仪式联系在一起，而且也是星象学和巫术的实践所不可或缺的。为崇敬神灵而焚香，让它的芳香或灵魂享受上天的欢愉。为了请上界精灵下凡，萨满先要实施净礼，清洗自己，然后让患者及环境在杜松、烟草或鼠尾草的烟雾缭绕中，进入神秘主义的未卜先知的状态，呼吸着树脂、木料和药草的芳香，而招魂师则吸入了星云的精华。对阿拉伯和中世纪的炼丹术士来说，焚香则是变换的进程，在香火中从实体世界前往虚幻芳香的过渡。这个进程是向个人变换发出的信号和指令。生命之力（即火）在精神世界中变成了人体的一部分。在坦陀罗和中东医典中，焚香是为了刺激性欲、紧缩阴道和扩大阴茎以及治疗阳痿和性冷淡。希腊人也用桂皮，罗马人也用鼠尾草焚香，以延长人的寿命，提升肉欲的快感。（参阅 Hill 1853）

就像把花香与女性和性感等同起来一样，焚香的材料也与相应的女神紧密相连。在希腊神话里，阿佛洛狄忒在香火云雾中现身。而这种香火也是一则神话的产物：阿波罗深爱着琉科忒亚，但后者却被她的父亲活埋，阿波罗为让爱人重新复活，用天国的玉液琼浆浇洒她的尸体。于是，女人的玉体变成了盛开而芬芳的熏香灌木。在希腊，预言家和女祭司们——与女神们一样——使用可扩展意识的香火。例如特尔菲的预言家们，就在曼陀罗树叶和种子的烟雾中，进入一个未卜先知的状态。另一种说法是：这种烟雾具有强烈的催欲功效。此种可以扩展意识的熏香，当时十分普及。其中效力最强的，要属马格努斯·霍夫拉特·埃卡斯豪森（Magnus Hofrath Eckarshausen）的首个配方：芹叶钩吻、天仙子、藏红花、百合、鸦片和黑罂粟果、曼德拉草、花葵、阿魏和芹菜汁。在古代、中世纪，特别是近代的很多配方中，把植物和动物制品另行配置、加工和使用，作为催欲药物，成分有：达迷草、檀香木、人参、嚏根草、天仙子、曼德拉草、桂皮、苦艾、菖蒲、伞形花科植物、刺蕊草、没药、豆蔻、藏红花、檫树、玫瑰、麝香、龙涎香和海狸香。到了 18 世纪，法国把嚏根草、天仙子、斑蝥、玉兰和毒番石榴，掺入熏香当中，但由于其灾难性后果最后又被屏弃。（参阅 Corbin 1984：97）

不仅在古希腊和古罗马，即使在法老时代，某些焚香行动也归属于日、月和星辰之神。这个传统直到今天被保留了下来，在星象界和魔法界中得到了继承，例如巴顿教（Bardon）信徒及和平兄弟会（Fraternitas Saturni）。他们为刺激性欲，采用了特殊的维纳斯香料。这种维纳斯香料中有：嚏根草、染料木、大麻、芥末、芸香、薄荷、柏树、百合、月桂、龙胆、檀香木、玉兰、丁香、款冬、罂粟和堇菜。

维纳斯爱情之香只应该在星期五的爱神维纳斯时刻，而绝不能在玛斯战神或农神萨图恩时刻制作和焚烧；否则它不仅没有功效，而且据说会对嗅者带来伤害。其中最有效的配方是：

乳香　　　　　8份
檀香木　　　　4份
桂皮　　　　　4份
堇菜根　　　　2份
玫瑰油　　　　4份
麝香　　　　　2份
教堂贡香　　　15份（为基础材料）

同样，所谓的欢喜香效果也不错。它的成分是：茉莉花、红檀香木、玫瑰花或玫瑰油、衣兰油、安息香和龙涎香。这个在德国邮购公司出售的情色熏香"月神、火焰、激情"的配方，可惜是生产者维尔纳·拉尔森（Werner Larsen）的秘密。

阿乃斯·宁（Anais Nin）的情色小说《丽娜》（Lina）中，描写了一种不祥的日本熏香的梦幻作用，其上升的烟雾既可催眠也可催欲和忘我，但在印度商店中出售的大多数化学合成的熏香却根本没有这样的功效，尽管他们吹嘘其中含有麝香和龙涎香。

就像焚香归属星际神灵一样，一些同样按照星际序列组成的芳香油脂，也是如此。据说凡在某星相中出生的人，就应用某种星际油膏涂抹或喷熏，那么油膏的香味和身体的味道就会融合在一起，形成一种独特的驱魔招神的芳香。这种油膏大多由一种基础材料（例如椰油或纯玫瑰油）及各种植物类香精制成。在具有催欲作用的维纳斯油和萨图恩油中，也可以找到一些知名的催欲类植物的精华：生姜、刺蕊草、苦艾、茉莉花、南欧丹参、鼠尾草、檀香木、丁香、桂皮、茴香、小豆蔻、芹菜、芫荽、玫瑰、当归、独活草、菖蒲、愈疮木、杜松子、欧茴香和芸香。特别是含有豆蔻、檫木和衣兰草的油膏——如果涂在颈部或阴部——最有可能产生所期待的效果。

使用生长在太平洋一带的衣兰树花（Cananga odorata, Unona odorantissimum）提炼出来的衣兰油，作为神奇的爱情油，来自萨摩亚："这种油膏的名字叫法帕拉（Fa'apala）。取来两只成熟的椰子，把它刮成粉，然后再取一点香料物质，如檀香木或衣兰木，把它和椰子粉和在一起，包裹在香蕉皮里放置三天。然后再刮几个椰子，大约十只，与前面的捏在一起。这种糊状物叫苏衣；再次放置三天。再取一篮老椰子，刮成粉与丛林中取来香料混合起来。然后把前面所有备好的材料放在一起，放在阳光下晒。等里面的油液浸出来，把一块抹布放在里面，再把上面沾的油全部拧到一只碗中。然后再装瓶。这种油的味道极其芬芳。"（参阅 Schidlof 1925：90）关于这种油的使用，同一个作者是这样写的："很多配方都是这位老女巫的秘方，她善于用这种油的香气，对情感冷漠的人施加魔法。例如可以把油膏涂在农村少女的鼻中隔上，因为她正受到大人物的追求，或者正为她组织一场狂欢，或者是一个老酋长看上了她。被涂抹油膏的少女，追求者与她进行鼻礼时，就会吸到其中的甜蜜味道。"

芳香疗法

> 在香精油类中，浓缩了植物的灵魂和精华。等待时机一到，它就会让这芳香灵魂奔放而出。没有扭曲，没有保留，贡献出自己；它的性欲是一种信号，既是赋予又是展示。在这一刻，灵与肉，爱与真结合了起来。
> ——摘自马丁·亨莱因（Martin Henglein）著《芳香和精油的医疗力量》（*Die heilende Kraft der Wohlgerüche und Essenzen*）

使用植物的精华作为药物的历史已经十分古老，但在近代却成为了一门科学。阿拉伯的传统炼丹术中，医生和化学家一直试图用蒸馏方法提炼香精油，为此做了各种实验。在 7 世纪的法国，香精油作为药用时，是采用鼻腔吸入法，或者——对女性——采用阴道吹入法，以制止身体中的子宫胀气升至大脑而引起的疼痛和抑郁。不久以后，这种方法被抛弃，被实验疗法所取代。

一位对香精油有实践经验的化学家，勒内—莫里斯·加特福塞（Rene-Maurice Gattefosse）于30年代首创了芳香疗法。后来，让·瓦尔内（Jean Valnet）经过长年实验，使其发展成为一种可行的治疗方法。芳香疗法的代表人物认为，香精油类可改变人的嗅觉，如果使用得当，可产生治疗效果。对一些特定疾病，让患者吸闻一定的香味，有助于恢复健康。有时，香精油类也可以外用，放入水中用于沐浴，或者放入茶中饮用。

芳香疗法的很多疗效，与民间的认知一致。例如苦艾油，被认为是暖性的、创造生命力的、增强意识的和逐魔驱鬼的家用药物。而芳香疗法则认为，这种油类可以治疗阳痿。不管是妖魔还是疾病，苦艾都可以驱逐。

芳香疗法中使用的香精油类有：茉莉、玫瑰、老鹳草、橙和衣兰草等的花朵，以及檀香木、刺蕊草叶、黑胡椒、丁香以及小豆蔻，作为治疗性冷淡和阳痿的药物。作为真正的催欲药，还提到茉莉和玫瑰，是鉴于它们通血、致暖和缓解紧张的功效。有两种最强烈的催欲香精，是来自南欧的丹参（Salvia sclarea）和衣兰草。丹参焚香时，其油烟和油香，主要是作用于神经系统。它们具有镇静、舒缓和滋补的功效。较大剂量使用，会产生兴奋以至于痴狂。随着身体的松弛，也会产生所期待的催欲效果。

衣兰草在芳香疗法中，为最可靠的催欲药物。按照亨莱因的配方，每日三次服用一滴到三滴衣兰花香精加蜂蜜、酒精或糖，会产生刺激性欲的效果。按照拉尔夫·梅茨纳（Ralph Metzner）的说法，要想使衣兰香精发挥最好的效果，最好是在前戏时或已经开始交媾时相互在双方舌下滴入一滴。衣兰香精也可以作为催欲沐浴时的温柔剂使用。不仅含有麝香泡沫的洗澡水具有相应功效，而且在水中滴入几滴衣兰、茉莉和玫瑰香精，也有很好的效果。用一把迷迭香和滇荆芥的叶子及两块桂皮熬成的药汁，也会起开启温柔乡的大门。

刺蕊草和肉豆蔻的香精似乎不仅能够驱逐虚弱，引发美梦，治疗性病，产生催欲效果，而且与现代淫药（如 MDA，MDMA）一样制造性爱感觉。

后门的欢愉

> 我来到时，觉得自己仿佛被弹射出了地球轨道……
> ——一个"Poppers"使用者

不仅易挥发物质制成的香精和芳香油类，会通过嗅觉或鼻黏膜影响人的肌体。还有一系列的气体，即正常气温下为气体而在冰点以下会液化的物质，也会对肌体的神经和生理产生作用，但其具体运作方式至今不明。其中包括很多毒气（例如流醇）和笑气。

1772 年，人类首次制造出了笑气（即一氧化二氮），到了世纪末就已经用于牙科和外科手术作为麻醉剂。此后，不仅医生，而且艺术家和哲学家也对这种令人兴奋的气体进行过体验，并有时得出了颇为神秘的结论。

有些人在笑气麻醉下的经历，与在 LSD，DMT，PCP，STP 及维生素 K 的作用下类似。他们讲述了宇宙之旅、星际接触、躯体消失、幻影和情色紧张及性冲动。

性冲动可能与麻醉神经阻滞有关。笑气有时在所谓的笑气狂欢中被过量吸入，以求继续解除阻滞；即解除肛门的内外括约肌的痉挛，以开启男人或女人的后门。从这个意义上讲，笑气具有扩展性能力的作用。

不仅笑气，还有维生素 K 和 PCP（五氯苯酚）也可作为开启括约肌的药品，还有轻度挥发和不稳定的有机亚硝酸盐也是如此。亚硝酸戊酯 100 年以前就被作为止痛剂用于治疗心绞痛，并用于针对氢氰酸中毒的解毒剂。这种轻度挥发性有些水果气味的黄色液体，在空气中和光亮中会发出轻微爆炸声。正是这个特征才获得了"Poppers"（砰砰药）和"Snapper"（叩头虫）的绰号。如果吸入其蒸汽，就会导致突发性血管扩张、血压降低和痛感消失。亚硝酸戊酯是一种处方药，属于最安全的药剂之一。（参阅 Weil & Rosen 1983：129）实际上，至今尚未发现有副作用。（参阅 Lowry 1979）

20 世纪 60 年代以来，当对这种药物取消处方规定以来，人们就开始沉湎于其爆炸性的性功效当中。（参阅 Everett 1975）经过深入的医学实验，托马斯·劳里（Thomas P. Lowry）得出结论认为，亚硝酸戊酯确是一种接近催欲药的物质。在美国，由于其催欲和缓解的效果，每年要消费 2.5 亿盒亚硝酸戊酯。在高潮之前吸入一些，就会达到延缓高潮的效果，使其达到性感的极乐世界。这期间会出现所谓的原始幻觉，即黄色斑点和圆圈，使得整个宇宙闪现紫光。（参阅 Lowry 1982：78）有些女性报告说，在前戏时吸一点亚硝酸戊酯，会增强对伴侣的注意力、提高自己的性欲和消除阴部的紧张。

由于亚硝酸戊酯的吸入，主要可以松弛肛门的括约肌，提高情色兴趣，麻醉或防止肛交时的痛感（用手指、阴茎、振荡器或仿真阴茎），所以"Poppers"在旧金山、阿姆斯特丹和慕尼黑的同性恋圈内深受青睐，并经常使用。在"皮裤酒吧"和同性恋狂欢中，同样大量使用 Poppers。（参阅 Levy 1983：57—63）

与亚硝酸戊酯类似，但功能不那么强烈的，还有亚硝酸丁酯和亚硝酸异丁酯。这两种物质，在美国的性商店里有售，作为"室内喷雾剂"和"小香水"。吸入这些物质同样无害。亚硝酸异丁酯，几年前也开始在德国公开出售。但到了 1982 年夏天，这种物质的交易，由明斯特行政法院判处禁止，但"Poppers"却还在被欢乐地享用。

制欲药与催欲药

抵制诱惑

12世纪那位想象力丰富的修女希尔德加德·冯·宾根,为我们提供了很多有关植物和矿物神奇疗效的知识;正如一名修女应有的品质那样,必须戒绝一切性事。由此,也是为了预防圣安东尼的诱惑,就参与了反对催欲药物的斗争。其中的一味经典催欲药和媚药——曼德拉草——被她看成是邪恶的化身。出于对这种地狱之草的厌恶,她开发了一个配方,以保护人们不受这种不可救药、关闭天堂之门的力量和势力之害。她的建议是使用一种用各种植物浆液制成的贴膏,这些植物是:七支染料木幼苗、捣碎的老鹳草和两支锦葵花,把它贴在肚子上可以抵制曼德拉草的诱惑。但这很难说会有什么作用,因为染料木本身就具有致幻功能——根据嬉皮士的体验——显然是一种催欲性的胱胺酸。(参阅 Schultes & Hofmann 1980:81,Stark 1984:56) 而老鹳草油在芳香疗法中是被当作性欲刺激药使用的。(参阅 Henglein 1985:132) 或许这位修女认为,一个催欲药(曼德拉草)对付另一个催欲药(染料木、老鹳草),会产生以毒攻毒的制欲效果。当然可以做一个试验,看看曼德拉、染料木、老鹳草和胱胺酸合在一起是否会产生协同逆反作用。

另一种类似的抵制催欲药的用品就是亚历山大·本笃(Alexander Benedictus)的本笃护身符。其方法是:取一块黄玉,在一只狼的右睾丸上摩擦,然后浸泡在玫瑰水或玫瑰油中,最后作为戒指佩戴。这种护身符将会使佩戴者厌恶一切性事。我们不知道,这种戒指是否会增加人们的负罪感呢?

所谓制欲药,就是一种可以中和或者逆反催欲效果的用品。例如有香味的樟脑,可以用于有效地治疗慕男狂症和过量服用斑螯中毒症。樟脑树脂可以中和斑螯素。(参阅 Davenport 1966:67f.) 同样,剧毒的芹叶钩吻的叶子和开花的枝尖，可以作为"镇定、止痛和缓解痉挛的药物使用，以及作为制欲药。"(参阅 Engel 1982：34)

烟草是最强烈的制欲品之一。有效的生物碱尼古丁具有紧缩血管的功能，不仅有害于一般健康，还会影响性功能中必要的生殖器官充血。过量吸烟者早期阳痿并不少见。对不吸烟者，烟草的制欲效果很明显，而对习惯性烟民，性欲的减弱是在身体中毒后缓慢出现的。吸烟者的口臭也有制欲的作用，可以从一句格言中得到验证："我可不想亲吻一只冰冷的烟灰缸。"最明显的制欲效果，是烟草和大麻混吸时可以感到的。纯大麻和其他植物混用（例如达迷草、染料木、曼陀罗、款冬）会激发和提升性欲，这是众所周知的，但仍然有人在调查问卷时说，他们吸食"joint"后并没有感到性冲动。这种反应一般来源于不经意的吸食烟草。尼古丁紧缩血管的功能制止了 THC 的均匀分布，从而阻断了大麻的兴奋作用。

同样，动物制品在欧洲历史上也曾作为制欲药使用过。河马碎皮或者青蛙粉末，都可冷却发热的身体，导致冷漠。不仅动植物制品可作为制欲药使用。根据瓦尔特·本亚明（Walter Benjamin）的说法，"每一代人都曾经历过各种可以想象的暂时或彻底制欲的时尚"。不仅过时的时尚具有这种效果，青春期男孩，在学校里由于不想让人发现自己的不断勃起，开始把思想集中到数学课上，以为这样的精神集中可以产生制欲的作用。

有关剂量的问题

很多物质由于剂量不同而产生不同的催欲或者制欲的效果。有关鸦片、海洛因和酒精，前面已经论述过。"安定类药物"（镇静剂、安定剂、安眠药）的化学结构都是不同的（其中有巴比妥、安眠酮、哌啶、溴西泮、磺胺、眠尔通、苯并二氮卓衍生物类和水合氯醛），但其功效却几乎相同。少剂量使用可以产生改善情绪、促进兴奋和缓和紧张的作用。中等剂量则具有促进睡眠、消除恐惧和产生干涩感的功能。大量使用使人麻醉。偶尔使用，看来并不损害健康，经常使用，会导致依赖性并中毒。尽管所有安定类药物均为处方药，但却在药品销售中占有最大比重，消费者主要是毒品瘾君子。很多人认为，安定类药物，特别是缬氨酸（Valium）和利眠灵（Librium），少量服用可产生催欲、延迟高潮、缩短诱导和驱赶罪孽感的作用。但大剂量使用则会导致性障碍（一过性阳痿、性冷漠、疲惫现象），起到了制欲药的作用。（参阅 Bush 1980）

同样，某些精神类药物的催欲功能也与使用的剂量有关。例如麦角酰二乙胺，40—150 毫克的剂量会动员体力、激情，轻微的接触就会产生宇宙般感觉。这个剂量不仅保持和伴侣的接触，而且还会相互融合在一起。高剂量的麦角酰二乙胺（250—1700 毫克），催欲效果常常尽失，因为这时他们身体里面的超个体和超宇宙的感觉将占据绝对优势。一个接受试验的人说，他在麦角酰二乙胺，墨斯卡灵或二甲羟色磷酸胺作用下，处于完全阳痿状态。这种一过性性无能或者缺陷，当药物失去效果后即会消失。接受试验者认为，这种短暂的阳痿现象，可能是药物引发了年轻时所灌输的对性欲的负罪感。

在墨西哥，梅斯蒂索人和惠乔尔人使用两种曼陀罗类植物（Datura stramonium 和 Datura inoxia）不仅作为强劲的催欲药和媚药，而且也当作制欲药物使用。（参阅 Díaz 1979：84）被虐待或被欺骗的妇女会在她不幸的丈夫的咖啡里放入些曼陀罗叶或种子。（参阅 Madsen 1977：77f.）咖啡的苦味和糖的甜味完全盖住了曼陀罗的味道。喝完咖啡半个小时后，男人就会发狂，乱蹦乱跳，直到最后被麻倒在地。即使他又醒来，对女人的性欲也会消失，因为过量的曼陀罗生物碱会在他的精神和肉体造成长达数周的障碍。（参阅 Hall 等 1977，Johnson 1977）尽管茛菪类植物与曼陀罗有近亲关系，同样含有类似的生物碱，同样从中制成媚药（参阅 Thomson 1978：99），但粉末状的植物根茎——根据 Stark（1984）的观点——却具有安定、轻度催眠和压制一切性冲动的功能。

凡含有雌性激素的植物，在女性身上均有促兴奋和催欲的作用，而对男性则有抑制作用；例如忽布、甘草和各种南美的甘薯类。有很

多植物包含的雌激素，甚至会导致男性身体女性化。（参阅 Bleibtreu-Ehrenberg 1984：136）

贞洁的百合

最后，还有些药品也可以称为制欲药。所谓制欲药，就是为性欲制造障碍的药品。它们常常具有麻醉、镇静、抗胆碱能、降血压、紧缩血管、减弱脉搏和去热性质。它们具有对抗性欲的功能，可以促生一种性冷淡状态，导致阳痿，甚至不育。（参阅 Weniger 等 1982）在西方医学史上，制欲药用于治疗慕男狂、色情狂和性欲过度症。感觉受到男人骚扰的女性，也常常喜欢使用这些药剂。特别是在治疗所谓的性犯罪者方面，受到医学界的关注。除了去势、注射抗性激素外，硝石（$NaNO_3$）也很有效。监狱管理人员和医院人员很希望为他们的犯人提供强度的制欲药，如果有可能和有这种药剂的话。这里有一个关于"汉果林"（Haengolin）（苏打的绰号，$Na_2CO_3 \cdot 10H_2O$）的故事，据说监狱里的犯人和医院里患者，常被在饭食中加入此物，以让他们在关押和治疗期间保持阳痿或性冷淡，但这既未得到证实，也未被否认。

僧人和教士，由于他们皈依的宗教要求他们禁欲，就更优先使用制欲药剂，以求从自制的痛苦中得以解放。某些佛教派别，用白色的百合作为自己的标志，因为这种植物的本性能够抗御独处中可产生的激情。同样在欧洲，白色百合也是贞洁的象征，这同样与制欲的效果有关。用白百合制作制欲药的处方，一直是贞节女的秘密。亚洲的蓼属植物（Polygonum odoratum），鉴于其制欲的功能而受到青睐和使用。（参阅 Perry & Metzger 1980：321）在古希腊，淡紫花牡荆（Vitex agnuscastus）深受赞誉，可以缓解礼仪性禁欲的痛苦。其种子中世纪的僧侣每日食用，或者作为汤剂喝掉，以避免破坏独身修行；所以也被称为僧侣胡椒或贞洁羊羔草。

谁要是沉湎于性爱当中，不想受制于贞洁百合的影响，就必须避免接触下列食品和植物药剂：大量食用莴苣（含有吗啡）、黄瓜和茴菊会压抑性欲。喝豌豆蜂蜜汤，在阿拉伯世界被当作为性欲麻醉剂。咖啡如果不加小豆蔻调味，也被认作是轻度制欲药物。厨用调料茉荞栾那，在芳香疗法中也有制欲的作用。（参阅 Tisserand 1977：249）

缬草与卡瓦胡椒一起使用，虽然具有激发和提升性欲的功能，但单独使用（或与忽布和滇荆芥合用）特别是高剂量，就会抑制和减弱性欲。在男性方面，射精会延迟发生，还在满足前就会坠入睡眠状态。鼠尾草放入白葡萄酒里煮，不仅会导致阳痿，而且会使女方不育。因此，鼠尾草——如果使用不当——会毁掉一切婚姻幸福。同样，鼠尾草制成的茶，属寒性，被当作"制欲佳品"。

各种忍冬类植物的果实被称为"鬼莓"，会导致恶心和呕吐，也是较安全的制欲药品，因为它可能会减少阴部的充血量。中国扁豆（Dolichos umbellatus）自古以来就作为长寿食品，但同时也能够"控制激情"。（参阅 Stark 1984：164）浸制或蒸馏睡莲花叶、莴苣、酸模、锦葵花、堇菜和苣菊可导致身体降温，因而具有制欲作用。（参阅 Davenport 1966：66）按照普利纽斯（Plinius）的说法，睡莲不仅抑制性冲动，而且还有长效麻痹作用。服用超过40天，就会导致永久性阳痿和不育。

具有神经镇定作用的北美黄芩草（Scutellaria laterifolia），制茶饮用，具有制欲作用。被看作是女性阴部的黑柳、散茉花和柽柳据说也有制欲效果。尽管蜜蜂产品——花粉、蜂蜡、蜂蜜一般都作为强壮剂和催欲性药物，但妇女吞食蜜蜂还是很危险的，它有可能夺去女人的性欲和生育能力。

催欲类植物一览表

本书文中不可能对所有作为催欲药的植物进行论述。我们只是把重点集中到了最重要的和在文化上有意义的方面。下面的一览表虽然代表了当前的知识水平,但肯定不是完整无缺的。很多植物,特别是在雨林中的植物,还都没有进行过植物学、药理学或民间医学方面的研究。或许有些学者可以从本书中得到启发,进一步深入到催欲药和媚药的世界中去。(对于中译名,查不到的从缺,拿不准的附问号,请读者谅解。——译者注)

拉丁文名称	中文名称	使用方法	使用文化圈
Abutilon indcum	印度商麻	籽、根:制茶饮	菲律宾
Acacia albida	微白相思树	根:咀嚼	非洲
Acacia campylacantha	金合欢树	皮:咀嚼	非洲
Aceranthus sagittatus	槭花草	根、叶:制茶饮	中国
Aceras hircine	零余子草	块茎	欧洲
Achilea lanulosa	蓍草	叶茎	新墨西哥
Achillea millefolium	欧蓍草	叶茎:制茶饮	伏都教
Achylanthes asper	倒扣草	叶茎:口服	中国
Aconitum carmichaeli	乌头	根:口服	中国
Aconitum chinense	华乌头	根:口服	中国
Aconitum fischeri	费氏乌头	根:口服	中国
Aconitum napellus	舟形乌头	根:制膏涂抹	欧洲
Acorus calamus	白菖蒲	根茎:咀嚼、制茶饮	世界各地
Acorus gramineus	石菖蒲	根茎:口服	中国
Adenophora polymorpha	多形石沙参	根:提炼物	中国
Adenophora verticillata	沙参	根:制茶饮、粉末	中国

拉丁文名称	中文名称	使用方法	使用文化圈
Adiantum capillus-veneris	铁线蕨	叶茎：制茶饮	欧洲
Aeschynome pruriens	田皂角		印度
Afromomum granum	天国谷粒	皮：制茶饮、咀嚼	非洲
Afromomum melegneta	卡满龙	籽、根：口服	非洲、伏都教
Afrormosia laxiflora	非洲红豆树	根：制茶饮	非洲
Agaricus ostrellus	伞菌	全部：食用	东欧
Agelaea trinervis	栗豆	根、叶：制茶饮	中国南方
Alchornea floribunda	山麻秆	皮、根：入酒	非洲
Aletris farinosa	粉条菜	根茎：提炼物	北美
Aleurites triloba	油桐	果、树脂：食用	东南亚
Allium fistulosum	葱	籽：食用	中国
Allium porrum	韭葱	全部：食用	南欧
Allium Sativa	蒜	块茎：食用	世界各地
Aloe perfoliata	芦荟	叶茎：口服	印度
Alpinia officinarum	良姜	根：入奶	阿拉伯
Alstonia scholaris	鸭脚树	皮：制茶饮	东亚
Amanita muscaria	蛤蟆菌	全部：食用、吸食	北半球
Amanita pantherina	豹斑鹅膏（？）	全部：食用	西伯利亚
Amaranthus blitum	野苋	果：食用	中国
Amaranthus viridis	皱果苋（？）	木：制膏涂抹	非洲
Ampelopsis japonica	白蔹		中国
Anacyclus pyrethrum	回环草（？）	花、皮：入酒	阿拉伯
Anamirta coculus	阿纳亩特藤（？）	籽、果：食用	印度
Ananas comosus	凤梨	果：提炼物	安地列斯群岛
Anandenathera colubrine		籽：茶饮	玻利维亚
Anandenanthera peregrina	维尔卡	籽：鼻烟	亚马孙地区

拉丁文名称	中文名称	使用方法	使用文化圈
Anemopaegma arvense		叶茎	巴西中部
Anethum graveolens	前莳萝	叶茎、种：口服	中欧
Anethum sova	莳萝	籽：入奶	印度
Angelica archangelica	当归	根茎：茶饮、熏香	欧洲
Angelica polymorpha	拐芹（？）	根：制茶饮、口服	中国
Angelica sinensis	华土当归	根：制茶饮、口服	中国
Anona senegalensis	番荔枝	根：食用	非洲
Ansellia gigantea		根茎：食用	非洲
Apium graveolens	芹菜	籽、根：食用	世界各地
Apium petroselinum	芹	叶茎：食用	中欧
Aplectrum hyemale	亚当夏娃根	根：制护身符	伏都教
Aquilaria agalocha	印度沉香	树脂：口服	中东
Aquilaria canadensis	加拿大耧斗菜	籽：口服	北美
Aquilaria malaccensis	马来沉香	木、皮：口服	中国
Aquilaria vulgaris	沉香	根、种：制茶饮	中欧
Areca cathechu	槟榔	籽：咀嚼	亚洲
Argemone mexicana	蓟罂粟	叶：吸食	墨西哥
Argyreia nervosa	美丽银背藤	种：口服	夏威夷
Ariocarpus retusus	白面子果掌（？）	全部：口服	墨西哥
Aristida sieberiana	西伯利亚三芒草	全部：煮食	非洲
Aristolochia riticulata	网状马兜铃	根：口服	北美
Aristolochia rotunda	圆根马兜铃		南欧
Aristolochia serpentina	蛇根马兜铃	根：口服	北美
Artemisia abrotanum	蒿	叶茎、根：制茶饮	中欧
Artemisia absinthium	洋艾	叶、果：提炼物	欧洲
Artemisia campestris	细叶山艾	叶茎：制茶饮	中欧
Artemisia keiskiana	庵蒿	籽：口服	中国

拉丁文名称	中文名称	使用方法	使用文化圈
Artemisia vulgare	艾蒿	叶茎：制茶饮	希腊
Artocarpus communis	面包树	籽、叶	中国
Asarum europaeum	欧洲细辛	根	欧洲
Asarum sieboldi	薄叶细辛	根	中国
Asparagus lucidus	天门冬（?）	块茎：食用	中国、日本
Asparagus racemosus	天门冬（?）	果：口服	印度
Aspidosperma quebracho	白坚木	皮：制茶饮、提炼物	南美
Asteracanth longifolia		果：食用	印度
Astragalus glycyphyllos	黄蓍		中国
Astragalus hoantchy	黄蓍	根：口服	中国
Atractylis ovata	关苍术	籽：口服	中国
Atropa belladonna	颠茄	全部：制茶饮、吸食	中南美洲
Aucklandia plantanifolia	云木香（?）	油：口服	中国
Avena sativa	燕麦	籽：食用	世界各地
Balanites aegyptiaca	榭栎	根：煮食、饮用	非洲
Balanophora involucrate	筒鞘蛇菇（?）	全部：食用	马来亚
Balanophora spp.	蛇菇类（?）	根：制茶饮、提炼物	蒙古
Bambus spp.	竹类	矽酸处理后食用	印度
Banistriopsis caapi	卡披木	叶茎：提炼物	亚马孙地区
Banistriopsis inebrians		叶茎：提炼物	亚马孙地区
Banistriopsis rusbyana		叶：提炼物	亚马孙地区
Bassia latifolia	雾冰草	籽：入奶	印度
Banhinia rufescens		根：口服	非洲
Biophytum apodiscias	感应草（?）	叶：口服	非洲
Boerhavia diffusa	黄细心	根茎：涂脚心	印度
Boerhavia verticillatta	黄细心属	根：饮用、食用	非洲
Boerhavia procumbens	黄细心属	根：食用	印度

拉丁文名称	中文名称	使用方法	使用文化圈
Bombax ceiba	木棉	根：冷水浸泡制膏	菲律宾
Borassus aethiopum	树头棕	籽、根：制糊服用	非洲
Boschniaka glabra	肉苁蓉	全部：食用	中国
Boscia angustifolia		根：咀嚼	非洲
Boscia senegalensis		根：食用	非洲
Botrychium lunaria	扇羽阴地蕨		中欧
Brassica eruca	芥蓝	全部：食用	中南欧
Brassica oleracea capitata	甘蓝	叶茎：食用	斯洛文尼亚
Brugmansia arborea	木曼陀罗	叶、种：口服	墨西哥
Brugmansia aurea	曼陀罗属	叶：制茶饮	南美
Brugmansia candida	曼陀罗属	叶：吸食	南美
Brugmansia X insignia	曼陀罗属	叶、种：口服	亚马孙
Brugmansia sanguinea	大红花曼陀罗	籽、叶：口服	安第斯山地区
Brugmansia suaveolens	香曼陀罗	叶、根：提炼物	中南美
Brugmansia vulcanicola	曼陀罗属	叶：提炼物	哥伦比亚
Bryonia alba	白泻根	根：制护身符	中欧
Bumelia lanuginose	山榄科植物（？）	果：食用	加勒比地区
Cacalia cordifolia	蟹甲草（？）	叶茎：制茶饮	墨西哥
Calamintha graveolens	新风轮菜（？）	籽、叶：吸食	中东
Calamus draco	白藤	树脂	北美
Calea zacatechichi		叶：制茶饮	墨西哥
Calotropis procera	大牛角瓜	根：煎熬	非洲
Camellia thea	山茶	叶：提炼物	中国
Cananga odorata	衣兰	油：口服	萨摩亚
Canavalia maritime	滨刀豆	叶：吸食	中南美
Cannabis indica/sativa	印度大麻	花、叶、根茎：吸食	世界各地
Capsicum annuum	小红辣椒	果：口服	世界各地

拉丁文名称	中文名称	使用方法	使用文化圈
Capsicum fructescens	辣椒	果：口服	世界各地
Carapa procera	卡瑞帕属	油	非洲
Carica papaya	番木瓜	根：煎熬	非洲
Carnegiea giganthea	巨柱仙人掌（？）	全部：制茶饮	北美、中美
Carpopogon pruriens		口服	印度
Carum carvi	页蒿		印度
Cassia goratensis	决明属（？）	皮（根）：制糊服用	非洲
Cassia sieberiana	西伯利亚决明	根：口服	非洲
Castus spectabilis		木：咀嚼	非洲
Catha edulis	阿拉伯茶	叶：咀嚼、制茶饮	非洲、阿拉伯
Catharanthus lanceus	长春花	叶茎：茶饮	北美
Catharanthus roseus	长春花属	叶：吸食	非洲
Ceiba pentandra	吉贝	皮、叶、根：制茶饮	中国
Celosia cristata	鸡冠花	籽：入奶	亚洲
Centalla asiatica	积雪草（？）	叶：制茶饮	印度、南非
Ceratotheca sesamoides		根：压榨	非洲
Cereus grandiflorus	仙影掌	花：提炼物	墨西哥、加勒比
Cestrum laevigatum	夜香树	叶：吸食	巴西
Chamaecyparis thyoides	白扁柏	油：口服	北美
Chelidonium majus	白屈菜	叶茎、根：制茶饮、入酒	南欧
Chrozophora senegalensis		粉末	非洲
Chrysanthemum cinnerariifolium	除虫菊	叶：制膏涂抹	阿拉伯
Chrysanthemum sinensis	菊	花：入酒	中国
Cinnamomum cassia	肉桂	果：口服	中国
Cinnamomum zeylanicum	桂皮	木：口服	南欧、亚洲

拉丁文名称	中文名称	使用方法	使用文化圈
Cinnamomum loureiroi	牡桂	皮：口服	印度支那
Cirseum japonicum	小蓟	制茶饮	朝鲜
Cissus populnea	白粉藤（？）	根：饮用	非洲
Cistanche salsa		全部：食用	中国
Citrus aurantium	酸橙	果：榨汁	安地列斯群岛
Citrus ichangensis	宜昌橙	籽：口服	中国
Clidemia setosa		叶茎：制茶饮	墨西哥
Cnideum monierri	蛇床（？）	籽：口服	中国
Cocculus cordifolius	木防己	口服	印度
Cocos nucifera	椰子	油	南海
Codonopsis pilosula	党参	根	中国
Coffea arabica	咖啡	籽：饮用	世界各地
Cogswellia daucifolia	狭缝芹（？）	籽：口服	北美
Cola cordifolia	可乐果	果：饮用	非洲
Cola nitida	苏丹可乐果	果：饮用	非洲
Coleus blumei	锦紫苏	叶：吸食	墨西哥
Combretum kerstingii	风车子	根：熏香	非洲
Combretum velutinum	风车子属	根：咀嚼	非洲
Commelina sp.	鸭跖草	叶茎：制茶饮	纳瓦霍人
Commiphora molmol	没药	树脂：制茶饮	非洲、加勒比地区
Commiphora oposalmum	麦加没药	花：制茶饮	伏都教
Conium maculatum	芹叶钩吻	叶茎、根：制茶饮	希腊
Cordyceps sinensis	冬虫夏草	全部：口服	中国，尤其是西藏
Coriandrum sativum	芫荽（香菜）	籽	欧洲
Cornus officinalis	山茱萸		中国

拉丁文名称	中文名称	使用方法	使用文化圈
Cortex granati		籽：口服	希腊
Corynanthe yohimbe	育亨宾树	木、皮：提炼物	非洲
Coryphanta macromeris	仙人球	全部：食用	北美
Coumarouna odorata		籽	
Crocus sativus	藏红花	花：制茶饮、入酒	南欧
Croton triglium	巴豆	油：口服	中国
Cucumis prophetarum	香瓜属（？）	木：入汤饮用	非洲
Curculigo seychellensis	仙茅属（？）	根：煎熬	塞舌尔
Cucurbita pepo	南瓜	籽：食用	南欧
Cuminum cyminum	枯茗	籽：制茶饮	伏都教
Curculigo orchioides	仙茅（？）	籽：制茶饮	印度
Cuscata japonica	日本菟丝	籽：口服	东南亚
Cuscata sinensis	华菟丝子	籽：口服	中国
Cyathostemma micranthum	环冠木属（？）	叶皮	老挝
Cyclamen europium	欧洲仙客来		欧洲
Cyclamen neapoletanum	仙客来	叶茎	英国
Cymbopogon nardus	亚香茅	根：提炼物	安地列斯群岛
Cynara cardunculus	刺菜蓟	根：提炼物	欧洲
Cynomorium coccineum	锁阳属（？）	根	蒙古
Cynosorchis spp.	莎草兰属（？）	块茎：煮食、饮用	希腊
Cyperus esculentus	铁荸荠	入奶	非洲
Cypripedium pubescens	柔毛小花杓兰	根：入酒	北美
Cytisus scoparius	金雀花	花、籽：制茶饮、吸食	印度
Datura alba	白曼陀罗	全部：吸食、口服	中国
Datura ceratocaula	曼陀罗属	叶：吸食	墨西哥
Datura fastuosa	白花曼陀罗	叶、籽：口服	阿拉伯

拉丁文名称	中文名称	使用方法	使用文化圈
Datura ferox	曼陀罗属	叶、籽：口服	安第斯山地区
Datura inoxia	毛曼陀罗	全部：制茶饮、吸食等	北美、中美
Datura metel	紫花曼陀罗	花、叶、籽：吸食	印度
Datura stramonium	无刺曼陀罗	全部：口服、吸食	欧洲
Daucus carota	野胡萝卜	根、籽：口服	希腊
Detarium senegalense		根：制茶饮	非洲
Dichrostachys glomerata		木：咀嚼	非洲
Dichrostachys mutans		根：熏香	非洲
Didymopanax morototoni	浪木	根：咀嚼	安地列斯群岛
Dieffenbachia seguina	哑从根芋	酊剂	顺势疗法
Dioscorea spp.	薯蓣类	块茎、叶：食用、制茶饮	墨西哥
Dioscorea japonica	日本薯类	块茎：口服	中国
Dryobalanops aromatica	龙脑香（？）	树脂：外用	中国
Dubiosa hopwoodi		叶：咀嚼、吸食	澳大利亚
Dubiosa myoporoides		皮：榨汁饮用	澳大利亚
Durio zibethinus	榴莲	果、籽：榨汁饮用	马来亚
Echinacea angustifolia	松果菊	根茎：制茶饮	欧洲
Echium sericeum	蓝蓟	木：口服	也门
Elaphomyces cervinus	大团囊	全部：食用	中欧
Elaphomyces granulatus	大团囊	全部：食用	
Elentherococcus senticosis		根：提炼物	西伯利亚
Elettaria cardamomum	小豆蔻	籽：口服	印度、阿拉伯
Emblica officinalis	庵罗果（？）	块茎：食用	印度
Emblica myrabolans	庵罗果属（？）	叶茎：制膏涂抹	印度
Entada africana	非洲榼藤子	根：煮食、饮用	非洲
Entada pachyclada	榼藤子属	叶茎：入奶、煮食	阿富汗

拉丁文名称	中文名称	使用方法	使用文化圈
Ephedera vulgaris	麻黄	叶茎：口服、制茶饮	中国
Epimedium macranthum	淫羊藿	根：口服	东亚
Epithelantha micromeres	月世界（？）	果：食用	墨西哥
Eridium japonicum		口服	中国
Eryngium aquatucus	水生刺芹	根：提炼物	北美
Eryngium campestre	田刺芹	根：制茶饮	欧洲
Eryngium maritimum	海滨刺芹	根：制茶饮	欧洲
Erythrina americana	北美刺桐	籽：口服	墨西哥
Erythrina coralloides	珊瑚刺桐	籽：口服	加勒比
Erythrina indica	印度刺桐	根：提炼物	印度
Erythrina senegalensis	塞内加尔刺桐	根：食用	非洲
Erythroxylum catuaba	高根	皮：入酒	巴西
Erythroxylum coca	高根	叶：咀嚼、吸食	安第斯山地区
Erythroxylum novogranatense	秘鲁高根	叶：咀嚼、吸食	安第斯山地区
Eschscholtzia californica	加州罂粟	叶茎：吸食	加利福尼亚
Euchresta horsfieldii	山豆根	籽	菲律宾
Eucommia ulmoides	杜仲	皮：提炼物	中国
Eugenia caryophyllata	番樱桃	花：食用	亚洲
Eupatorium fortunei	佩兰	叶：制茶饮	东南亚
Eupatorium triplineroe	佩兰属	叶茎：制茶饮	塞舌尔
Eupatorium purpureum	粉绿茎泽兰	叶茎：制茶饮	北美
Euphorbia helioscopia	泽漆	叶茎	欧洲
Euphorbia lancifolia	泽漆属	叶：制茶饮	危地马拉
Euphorbia unispina	泽漆属	乳液	非洲
Euphorbia sudanica	苏丹大戟	乳液	非洲
Evolvulus alsinoides	土丁桂	木	非洲

拉丁文名称	中文名称	使用方法	使用文化圈
Fagara xanthoxyloides	岩椒（?）	根：食用	非洲
Feratia canthioides		根：食用	非洲
Ferula asa foetida	阿魏	叶茎、根茎：制茶饮、食用	西藏
Ficus capensis	好望角榕	果：食用	非洲
Ficus carica	无花果	果：食用	南欧
Ficus gnaphalocarpa	榕属	根：榨汁、涂抹	非洲
Flacourtia cataphracta	巴尼阿拉	口服	印度
Fluggea virosa	白饭树（?）	根、叶	非洲
Foeniculum officinale	茴香属	籽、块茎：食用	欧洲、亚洲
Foeniculum vulgare	茴香	油：制茶饮	欧洲
Fracxinus americana	美国白蜡树	籽：食用	北美
Fraxinus excelisior	欧洲白蜡树		欧洲
Fritillaria pyrenaica	比利牛斯贝母	块茎：食用	南欧
Galedupa arborea		口服	印度
Ganoderma lucidum	灵芝	全部：食用	中国
Gardenia erubescens	栀子属（?）	根：熏香	非洲
Gardenia socotensis	栀子属	根：食用	非洲
Gardenia triacantha	栀子属	根、皮：咀嚼	非洲
Gastrodia elata	高赤剑（?）	块茎：口服	中国
Gelsemium sempervirens	常绿钩吻	根：提炼物	中东
Gendarussa vulgaris	驳骨草（?）	食用	印度
Genista canariensis	染料木	花、籽：制茶饮、吸食	南欧
Glycyrrhiza echinata/glabra	洋甘草	根茎：咀嚼、制茶饮	世界各地
Gmelin arborea	云南石梓（?）	果：食用	印度
Gomortega belgraveana		叶、皮	马来亚

拉丁文名称	中文名称	使用方法	使用文化圈
Gossypium herbaceum	棉花根	皮、根：口服	中国、美国
Gratiola officinalis	水八角	叶茎：煮食	俄罗斯
Grewia villosa	扁担杆	叶：咀嚼	非洲
Guiacum sanctum	神圣愈疮木	皮、木：提炼物	墨西哥
Guiera senegalensis		根：咀嚼	非洲
Gymnosporia senegalensis	美登木（?）	根：咀嚼	非洲
Hedysarum gangeticum	岩黄芪	叶茎：入奶	印度
Heimia salicifolia	黄薇	叶：口服	墨西哥
Helianthus annuus	向日葵	籽：食用	欧洲
Helichrysum foetidum	腊菊	叶：吸食	南非
Heliopsis langipes	赛菊芋	根：提炼物	墨西哥
Heliotropium indicum	天芥菜	叶茎：制膏涂抹	非洲
Hemideamus indicus		根：口服	印度
Heracleum sphondylium	牛防风	根：制茶饮	希腊
Helleborus niger	黑儿波	叶：食用	欧洲
Herpestris monniera	石龙草（?）		中国
Herremia tuberosa		籽：食用	夏威夷
Hibiscus cannabinus	洋麻	叶茎	巴西
Hibiscus moschatus	麝香槿	籽：咀嚼	亚洲
Hoffmenseggis jamesii	心草豆	叶茎：	普埃布洛印第安人
Holarrhena antidysenteria	止泻木（?）	籽：食用	印度、波斯
Homalomena eviriba	千年健属（?）	籽：口服	马来亚
Hydrangea paniculata	圆锥绣球花	叶：吸食	北美
Hydrocotyle asiatica	石胡荽	叶：制茶饮	亚洲

拉丁文名称	中文名称	使用方法	使用文化圈
Hydrophila auriculata	水蓑衣	籽	缅甸
Hydrophila spinosa	刺水蓑衣	根：制茶饮	世界各地
Hymenocardia acida		根、皮：口服	非洲
Hyoscyamus muticus	天仙子（？）	叶：吸食	印度
Hyoscyamus niger	天仙子	叶、籽：吸食、制茶饮	世界各地
Hyoscyamus physaloides	天仙子	籽：炒、制茶饮	西伯利亚
Hyphaene thebaica	埃及姜果棕	果：制膏涂抹	非洲
Hypoxis aurea	小金梅草	根：口服	亚洲
Ilex paraguensis	巴拉圭茶	叶：制茶饮	南美
Imperata cylindrica	白茅	根：咀嚼	非洲
Indigofera tinctoria	槐兰	根：熏香	非洲
Inosybe spp.		全部：食用	北美、中美
Inula conyza	桂根	饮汁	
Inula helenium	土木香	根：制茶饮	中欧
Ipomoea batatas	甘薯	块茎：食用、提炼物	亚洲、阿拉伯
Ipomoea batatas paniculata	甘薯类	块茎：食用	印度
Ipomoea digitata	七爪龙	块茎：食用	亚洲
Ipomoea violacea	甘薯类	籽：口服	墨西哥
Iris pallida/florentina	香根鸢尾	根	伏都教
Jatropha sp.	麻风树	叶：吸食	亚马孙
Jatropha basiacantha	麻风树属	块茎：口服	秘鲁
Jatropha macracantha	麻风树属	块茎：口服	秘鲁
Juglans regia	胡桃	籽：食用	中国
Juniperus communis	欧洲刺柏	油、果：制茶饮	世界各地
Juniperus rigida	杜松	油	日本

拉丁文名称	中文名称	使用方法	使用文化圈
Justicia pectoralis	爵床	叶茎：鼻烟	加勒比地区、南美
Kadsura coccinea	南五味子	果：食用	印度支那
Kaempferia galanga	山奈	根茎：口服	东南亚
Karwinshia humboldtiana	卡尔文斯基属（？）	籽：口服	
Khaya senegalensis	喀亚木属（？）	根：口服	非洲
Lagochilus inebrians	兔唇花	叶：吸食	亚洲
Landophia owariensis	拉独费藤属（？）	根、皮：	非洲
Lappa major	大拉刺果	根：食用	日本
Latua pubiflora		叶、果：吸食	南美
Lavandula officinalis	薰衣草	花：制茶饮	世界各地
Lawsonia alba	白散沫花	根：食用	非洲
Lawsonia inermis	指甲花（？）	叶：涂抹	中东
Leonurus sibiricus	益母草	籽：口服	中国
Lepidagathis fimbriata	鳞花草（？）	全部：食用	非洲
Lepidium latifolium	宽叶独行菜	叶茎、籽：口服	罗马
Lepidium sativum	独行菜属	籽：食用	中东
Leptadenia lancifolia	木姜子属（？）	制膏	非洲
Levisticum offecinale	拉维纪草	根：制茶饮、提炼物	中欧
Liatris odoratissima	蛇鞭菊	叶：制茶饮	北美
Linum usitatissimum	亚麻	油：口服	欧洲
Liquidambar formosana	枫香	根茎：口服	中国
Liquidambar orientalis	苏合香	根茎：涂抹	中东
Liriosma ovata		木、根：口服	亚马孙地区
Lisium chinense		口服	中国
Lissochilus arenarius		块茎：食用	非洲
Lobelia cardinalis	红花半边莲	根：口服	北美

拉丁文名称	中文名称	使用方法	使用文化圈
Lobelia inflata	路单利草	叶：吸食	北美
Lobelia siphilitica	大蓝半边莲根粉	根：口服	北美
Lodoicea maldivica	复椰子	籽：制茶饮	塞舌尔、亚洲
Lolium temulentum	毒麦	籽：口服	欧洲
Lonicera japonica	忍冬（金银花）	花、叶：口服	亚马孙地区
Lophophora williamsii	老头掌	全部：食用	北美、墨西哥
Luffa cylindrica	丝瓜	叶茎：制膏涂抹	非洲
Lycium chinense	枸杞	根、籽：口服	中国
Lycopodium clavatum	石松	孢子、煎熬	美国
Lycopersicon esculentum	番茄	全部：食用	欧洲、安地列斯群岛
Macropiper excelsum		叶、皮、果：制茶饮	新西兰
Macrosystis pyrifera	巨藻	全部：口服	世界各地
Magnolia officinalis	厚补	皮、花、根：制茶饮	中国
Mallotus poilanei	粗康柴	根：制茶饮	印度支那
Mandragora antumnalis	秋曼德拉草	根：提炼物	意大利
Mandragora officinarum	曼德拉草属	根：提炼物，果：食用	南欧、中东
Mandragola turcomanica	曼德拉草属	根、果：口服	中东
Mandragora vernalis	曼德拉草属	根：提炼物	俄罗斯
Melapyrum pratense		叶茎：制茶饮	古希腊、罗马
Menispermum canadense	蝙蝠葛	根：提炼物	北美
Mentha aquatica	水生薄荷	叶茎：制茶饮	欧洲
Mentha pulegium	除蚤薄荷	叶茎：制茶饮	古希腊、罗马
Mentha piperita	胡椒薄荷	叶茎：制茶饮	欧洲
Mentha sativa	薄荷属	叶茎：制茶饮	古希腊、罗马
Mentha spicata	留兰香	叶茎、油：制茶饮	欧洲

拉丁文名称	中文名称	使用方法	使用文化圈
Messembryanthemum spp.	松叶菊	根：咀嚼	非洲
Methysticodendron amesianum		叶：制茶饮	哥伦比亚
Mimosa hostilis	含羞草属	根、叶：涂抹	亚马孙地区
Mimosa pudica	含羞草	榨汁	亚马孙地区
Mitragyna spesiosa	帽桂木属	叶：吸食、咀嚼	泰国
Momordia charantia	苦瓜	根、叶茎：制茶饮	墨西哥、加勒比地区
Morus hombycis	桑属	根	中国
Mucuna agrophylla	油麻藤属	籽：口服	墨西哥
Mucuna gigantea	油麻藤属	籽：口服	中国
Mucuna pruriens	大血藤（？）	籽：口服	世界各地
Musa spp.	香蕉	果：食用	世界各地
Myristica argentea	肉豆蔻属	籽：食用	印度尼西亚
Myristica fragrans	肉豆蔻	籽、果：口服	亚洲
Nandina domestica	南天竹	籽：口服	中国
Nasturium officinale	水田芥	叶：食用	中东、非洲
Nelsonia compestris	瘤子草属（？）	制膏涂抹	非洲
Nelumbium speciosum	莲花	叶：食用	印度
Nepeta cataria	假荆芥	叶茎：吸食、制茶饮	欧洲
Nephrodium filixmas	肋毛蕨（？）	孢子	中欧
Nicandra physaloides	假酸浆	叶茎：制茶饮、吸食	中南美洲
Nymphea stellata	蓝睡莲	制茶饮	塞舌尔
Ocinum basilicum	罗勒	叶茎：制茶饮、熏香	加勒比地区
Oldenlandia corymbosa	珍珠菜	全部：提炼物	加勒比地区
Ophiopogon japonicus	沿阶草	根：口服	东南亚

拉丁文名称	中文名称	使用方法	使用文化圈
Orchis hircina	红门兰	块茎：食用	古希腊罗马
Orchis latifolia	沼生红门兰	根：制护身符	中欧
Orchis mascula	雄红门兰	块茎：食用	欧洲、中东
Orchis morio	盔红门兰	块茎：食用	中东
Origanum majorana	牛至	叶茎：制茶饮、制香枕	英国
Orobanche ammophila	列当	根：口服	中国
Pachyma cocos	厚皮孢属（?）	全部：食用	东南亚
Paeonia albiflora	重瓣红芍药		中国
Paliurus ramosissimus	马甲子	荆刺：口服	中国
Panaeolis papilionaceus		全部：食用	东南亚
Panax pseudoginseng	假人参	根：口服	朝鲜、中国
Panax quinquefolium	西洋参	根：口服、制茶饮	北美
Pandanus spp.	露兜树	根：煎熬	塞舌尔
Panicum sarmentosum	黍	根：咀嚼	马来亚
Papaver somniferum	黑罂粟	鸦片	世界各地
Parkia biglobara	二球派克木	籽：食用	非洲
Paris quadrifolia	重楼属（?）	叶茎	欧洲
Passiflora incarnata	粉色西番莲	叶茎：制茶饮、提炼物	加勒比
Pastinaca sativa	欧洲防风属	根、籽	古罗马
Paullinia cupana	瓜拉拿泡林藤	籽：口服	亚马孙地区
Pedalium murex	脂麻	叶、籽：提炼物、制茶饮	印度
Peganum harmala	欧骆驼蓬	籽：口服	中东
Pelargorinium odorantissimum	豆蔻天竺葵	油：食用	芳香疗法
Pennicillaria spicata		入奶	非洲

拉丁文名称	中文名称	使用方法	使用文化圈
Pennisetum spicatum	御谷	制膏涂抹	非洲
Persea americana	鳄梨	果、籽：口服	墨西哥
Peucedanum decursivum	前胡	根：口服	中国
Peucedanum ostrutium	前胡属		欧洲
Pevilla ocymoides		叶茎	中国
Phallus impudicus	鬼笔目	全部：食用	欧洲
Pharbitis violacea	牵牛属	花	墨西哥
Phaseolus radiatus	绿豆	籽：食用	印度
Phaseolus vulgaris	菜豆	籽：食用	法国
Phellodendron amurense	黄檗	皮：口服	中国
Phoradendron flavescens	黄美洲寄生子	全部	伏都教
Photinia serrulata	石楠	叶：制茶饮	中国
Phyllantus emblica	余甘子	口服	印度
Physalis prienrinanus	酸浆属	皮：煎熬	非洲
Physalis reticulatus	酸浆属	根：咀嚼	非洲
Physalis alkekengi	酸浆	根：榨汁	中欧
Pimpinella anisum	茴芹属	籽：口服、制茶饮	欧洲、中东
Pimpinella pryatjan	茴芹属	根：制茶饮	印度尼西亚
Pinus pinea	意大利五针松	籽：食用	古希腊罗马
Piper angustifolium	狭叶胡椒	叶：制茶饮	秘鲁
Piper betel	蒌叶	叶：咀嚼	亚洲
Piper cubeba	荜澄茄	果、叶：制茶饮、提炼物	亚洲
Piper longum	荜拔	果：口服	印度、也门
Piper methysticum	卡瓦胡椒	根茎：咀嚼、制茶饮	南海
Piper nigrum	胡椒	籽：食用	世界各地
Pistacia vera	阿月浑子	籽：食用	波斯

拉丁文名称	中文名称	使用方法	使用文化圈
Plantago major	大车前	籽：口服	中国
Plantago psyllium	车前属	榨汁饮用	罗马
Pleurothallis cardiothallis		叶茎：食用	墨西哥
Podophyllum peltatum	盾叶鬼臼	根	美洲
Pogostemon patshouli	河苔草	油	菲律宾、印度
Polygala japonica	瓜子金	根：口服	中国
Polygala sibirica	西伯利亚远志		中国
Polygala vulgaris	远志属	皮：口服	中国
Polygonatum odoratum	小黄精	根、花：制茶饮	欧亚北部
Polygonum bistorta	拳参	根：入酒	欧洲
Polygonum multiflorum	何首乌	块茎：制茶饮	中国
Polygonum viviparum	珠芽蓼	叶茎、根：口服	中国
Polypodium barometz	水龙骨（？）	叶茎：口服	东南亚
Populus tremuloides	颤杨属	皮：提炼物	欧洲
Potentielle crecta	直立委陵菜	根	伏都教
Potentielle discolor	翻白草（？）	根	朝鲜
Pothos officinalis	石柑子	果：食用	印度
Prosopis africana	非洲牧豆树	皮：食用	非洲
Prunus amygdalus	扁桃	籽：食用	南欧
Prunus cevasus	欧洲酸樱桃	籽：提炼物	中欧
Prunus japonica	郁李	叶	朝鲜、中国
Pseudocedrala kotschii		根：制茶饮	非洲
Pseuduvaria setosa	金钩花属（？）	根：食用	印度支那
Psilocybe mexicana	墨西哥裸盖菇（？）	全部：食用	世界各地
Psoralea corylifolia	补骨脂	果、籽：口服	中国、中东
Psychotria seychelllarum	九节属（？）	木、皮：煎熬	塞舌尔
Pteleopsis suberosa		叶：制茶饮	非洲

拉丁文名称	中文名称	使用方法	使用文化圈
Punica granatum	石榴	果：榨汁	欧洲
Pyrethrum pathenium	短舌匹菊（？）	叶茎：制膏涂抹	阿拉伯
Raphamus sativa	萝卜	根：食用	欧洲
Raphidophora hookeri		全部：提炼物	印度支那
Rauwolfia serpentina	蛇根木	根：口服	印度
Rauwolfia volkensii	萝芙木	根：口服	非洲
Rehmannia glutinosa	地黄	根：口服	中国
Rhododendron metternichii	杜鹃属	叶：口服	东亚
Rhus radicans	气极毒藤		纳瓦霍人
Rhus verniciflua	漆树	叶茎：口服	中国
Richeria grandis	淫木	皮、木：提炼物	安地列斯群岛
Rosa spp.	蔷薇	油	世界各地
Rosmarinus officinalis	迷迭香	叶茎：制茶饮	伏都教
Rubus fructuosus	悬钩子属	叶、果：制茶饮	阿拉伯
Rubus tokkura	悬钩子属	果：食用	中国
Ruellia albicaulis	芦莉草	叶茎：提炼物	墨西哥
Ruta graveaolens	芸香	叶茎：茶饮	伏都教
Salix alba	白柳	根、皮：提炼物	欧洲
Salix nigra	黑柳	皮、果：口服	北美
Salmalia malabarica	木棉（？）	食用	印度
Salvia colorata	鼠尾草属	叶茎：制茶饮	美洲
Salvia divinorum	鼠尾草	叶茎、籽：制茶饮、吸食	墨西哥
Salvia miltiorrhiza	丹参		中国
Salvia sclarea	南区丹参	油：制茶饮	中欧
Salvinia cucullata	槐叶萍属（？）	口服	印度

拉丁文名称	中文名称	使用方法	使用文化圈
Sandix ceropolium	山迪克斯（？）	叶茎：制茶饮	古希腊、罗马
Sanguinaria canadensis	美洲血根草	根：提炼物	北美
Sanseviera roxburghiana	虎尾兰属	入奶	印度
Sarcocophalus esculentus		根：制茶饮	非洲
Sargassum pallidum	马尾藻	块茎：食用	中国
Sassafras albidum	白檫木	油：入茶	北美
Sassafras officinalis	美洲檫木	油、皮、木：制茶饮	北美
Satureja hortensis	香薄荷	叶茎：制茶饮	
Saxifraga cotyledon	少妇虎耳草		欧洲
Scaevola taccada	草海桐属（？）	叶：制茶饮	卡罗林
Schizandra chinensis	五味子	果、籽：口服	东亚
Scirpus kysoor	藨草属	根：口服	印度
Sclerocarya birrea		根：制茶饮	非洲
Scolymus maculatus	洋蓟属（？）	入酒	古希腊、罗马
Scoparia dulcis	野甘草	食用	非洲
Scopolia carniolaca	野甘草	叶茎：制茶饮	中欧
Scutellaria macrantha	黄芩	根：口服	东北亚
Secondatia floribunda		叶茎：提炼物	巴西
Selinum momieri	亮蛇床属	籽：食用	中国
Serenoa serrulato/repens	盖屋棕榈树	果：食用、提炼物	北美
Setaria italica	小米	籽：食用	中国
Sida acuta	黄花稔	叶：吸食	墨西哥
Sida cordifolia	心叶黄花稔（？）	籽、叶茎：口服	印度
Sida linifolia	黄花稔属	食用	非洲
Sida rhombifolia	黄花稔	叶：制膏涂抹	非洲
Sida spinosa	刺黄花稔	食用	印度
Siler divaricatum			中国

拉丁文名称	中文名称	使用方法	使用文化圈
Sisymbrium sophia	大蒜芥属（?）	籽：提炼物	印度、中东
Smilax sp.	菝葜属	根：提炼物	墨西哥
Smilax calophylla	菝葜属	根茎	马来亚
Smilax glycyphylla	菝葜属	叶：制茶饮	澳大利亚
Smilax medica	菝葜属	根：口服	墨西哥
Smilax myosotiflora	菝葜属	根茎：食用	马来亚
Smilax officinalis	菝葜属	根：制茶饮	墨西哥
Solandrea brevicalyx	金杯藤	叶：制茶饮	墨西哥
Solanum jacquini	茄属	榨汁饮用	印度
Solanum nigrum	龙葵	叶茎、根、果：制茶饮、食用	世界各地
Solanum sodomaeum	茄属	籽：食用	南欧
Sophora secundiflora	侧花槐	籽：口服	墨西哥
Spartium junceum	鹰爪豆	花、籽：口服	南欧
Spiranthes autumnalis	绶草属	块茎：提炼物	欧洲
Stachytarpheta angustifolia	假败酱	木：咀嚼	非洲
Sterculia platanifolia	萍婆		中国
Stillingia silvatica	柿苓	根	伏都教
Strychnos gauthierana	马钱子	皮：口服	越南
Strychnos ignatii	马钱子属	籽：口服	菲律宾
Strychnos nux-vomica	马钱子属	籽：口服	印度
Strychnos spinosa	刺马钱子	皮、根：咀嚼	非洲
Styrax benzoin	安息香属	树脂：酊剂	中国
Symphytum officinale	康复力属（?）	根茎、叶：制茶饮	欧亚大陆北部
Syzygium guineense	几内亚蒲桃	根、皮：咀嚼	非洲
Tabernanthe iboga	伊菠茶树	根：口服	非洲

拉丁文名称	中文名称	使用方法	使用文化圈
Talinum paniculatum	圆锥花土人参	根	印度尼西亚
Tamarindus indica	罗望子	根：煎熬后饮用	非洲
Tanaecium nocturnum		叶茎：制茶饮	哥伦比亚
Taraxacum officinale	药用蒲公英	叶茎、根：食用、制茶饮	中欧
Theobroma cacau	可可	籽：口服	中美洲
Thinanthus fasciculatus		皮：口服	巴西
Thrinax wendlandiana	棕榈	棕榈核	墨西哥
Thuja orientalis	侧柏	叶：制茶饮	中国
Thymus serpyllum	欧百里香	叶茎：制茶饮	欧洲
Tinospora cordifolia	青牛胆属	枝条：煎熬	印度
Trapa bispinosa	菱	根、籽：食用	印度
Tribulus terrestris	蒺藜	果：熏香、制茶饮	非洲、印度支那
Trichilia emetica	三唇属（？）	木：咀嚼	非洲
Trichocereus pachanoi	四方风仙影掌	全部：食用、制茶饮	安第斯山地区
Trigonella foenumgraecum	葫芦巴	叶茎：制茶饮	
Trillium erectum	直立延龄草	根茎：咀嚼	林区印第安人
Turbina corymbosa	旋花科植物	籽：口服	墨西哥
Turnera diffusa	达迷草	叶茎：制茶饮、吸食	北美至南美
Turnera opifera	特纳草属	叶茎：制茶饮	巴西
Turnera ulmifolia	榆叶特纳草	叶茎：制茶饮	巴西
Typha latifolia	宽叶香蒲	花	中国
Unona odorantissimum	衣兰树花	油	南海
Uraria lagopodioides	大叶兔尾草	食用	印度
Urtica ureus	小荨麻	籽、油：涂抹	南欧
Valeriana hardwicki	长序缬草	根：提炼物	东亚

拉丁文名称	中文名称	使用方法	使用文化圈
Vanilla planifolia	香子兰	豆荚食用	墨西哥、加勒比地区
Verbascum spp.	毛蕊花	叶：制茶饮	伏都教
Verbena officinalis	马鞭草	叶茎：制茶饮、制香枕	英国
Vinca minor	长春花（?）	叶茎	伏都教、加勒比地区
Viola tricolor	三色堇	叶茎、花：制茶饮	世界各地
Virola calophyla	南美肉豆蔻（?）	皮：鼻烟	亚马孙地区、加勒比地区
Viscum album	白槲寄生	叶茎：制茶饮	世界各地
Vitex agnuscastus	淡紫花牡荆	酊剂	顺势疗法
Voandzeia subterranean	沃安齐亚属	根、籽：咀嚼	非洲
Waltheria Americana	蛇婆子	根：食用	非洲
Withania somnifera	睡茄属（?）	根：口服	印度
Xanthoxylum senegalense	黄叶树（?）	皮：熏香	非洲
Xylopia aethiopica	木瓣树（?）	制茶饮	非洲
Zanthoxylum piperitum	辣花椒	叶、籽	东南亚
Zingiber officinale	生姜	根茎：制茶饮、食用	世界各地
Zizyphus vulgaris	红枣		中国
Zornia diphylla	丁葵草	入奶、口服	非洲
Zornia latifolia	葵草	叶：吸食	巴西

坐椅上的冥想和实地考察

> 如果你眼中看到一片湖泊，你的头脑里就不会有水了。
> ——塔德乌斯·戈拉斯（Thaddeus Golas）

如果进行民族学实地考察，我们每走一步都会遇到催欲药物、爱情魔符和性爱法术。但如果只是阅读人类学或民族学的报告和书籍，特别是那些坐椅学者的作品，我们就会得到另外一种印象：世界住满了贞洁和道德高尚的清教徒。于是我们就不得不提出问题：世界人口的膨胀又是从何而来？

"美国的人类学，就像是一个处女在写性事。"《启示》（Illuminatus）的作者们这样写道！这句话十分清楚地反映了人类科学的现状。人类学研究的目的是为了能够了解人自己。但人类科学却和每个人一样，由于道学或伦理的偏见而存在禁区。这种现象，在涉及性和性药时，也就是涉及各个文明区地域使用催欲药物的状况时，更是格外清晰。而在当前的出版物中，它更是到处可见的命题。

有关催欲药和媚药的第一批科学著作，发表于17世纪末和18世纪上半叶。1661年，在莱比锡出版了《媚药》（De philtris），这是一本关于女巫和魔汤的作品，作者是约翰内斯·科劳德（Johannes Clauder）；1689年，约翰内斯·米勒（Johannes Müller）发表了《论性爱之发烧》（De Febre amatoria）。1726年，沃尔夫（J. F. Wolff）在维滕贝格发表了他的博士论文《媚药》。不久，就在同一地又发表了施坦策尔（G. Stanzel）的博士论文《斑蝥和类似的催欲药是天赐神药吗？》（1747年）。这两篇论文均为怪异之作，因为它们还没有摆脱当时迫害女巫的残暴背景。有关催欲药物的第一部有文化史意义的图书，是1789年生于伦敦的约翰·达文波特（John Davenport）于1869年在一家私人小出版社发表的题为《催欲药与制欲药》（Aphrodisiacs and Anti-Aphrodisiacs）的作品。达文波特这部著作，是对理查德·佩恩·奈特

(Richard Payne Knight)的作品《一篇关于崇敬阳器的讲话》(*A Discourse on the Worship of Priapus*,1865 于伦敦)的对应。他在书中认为,有很多象征和物品(十字架、教堂塔尖、洞穴和拱门)都暗含性的意义——他的这个观点,要比弗洛伊德早 50 年。世纪更迭前后,已经有很多人对来自海外的药物(可可、可乐果、卡瓦胡椒、老头掌)以及不同文明地域的性行为差异,进行了研究。很多有关草药专题著作中,已有若干章节论述了催欲药物的使用,甚至出版了在当时堪称大胆的《人类生殖》丛书,作者是弗里德里希·克劳斯(Friedrich Kraus)。1901 年,理查德·施密特(Richard Schmidt)的《关于印度的性爱文稿》(*Beiträge zur indischen Erotik*)发表。其中详尽描写了古印度人的所有催欲药物。作者在前言中不无尖刻地说:"可以想象,这本书会有一些读者,并不用纯洁的学者目光去阅读,而是用一个淫棍的放肆欲望去吞噬。对这些人,我必须说,我是把这本书作为严肃严格的科学而写作的……"很快,就又有一系列关于媚药文化史的作品问世,其中有马格努斯·希施费尔德(Magnus Hirschfeld)和理查德·林塞特(Richard Linsert)的经典著作《媚药》以及艾格勒蒙特(Aigremont)博士的《民间性爱和植物世界》(*Uolk serotik und pflanzenwelt*)。希施费尔德在柏林创立了性研究所,收集了无数全世界有关催欲药物的素材。但他的研究所、他的笔记和资料全部被纳粹烧毁。疯狂的纳粹还竖立了一个模仿这位已经逃亡的科学家的假人,象征性地刺杀并烧掉。纳粹时期,一切"变态的性研究"均被禁止。在清教徒占优势的美国,也是如此。只是到了 20 世纪 60 年代,才又开始对这个题目出版书籍(吉佛德、莱曼、波诺曼、维代克、瓦尔顿)。但这些作者对待这个题目还持相当保守的观点。对催欲药及其研究持有较正面和友好的论述,最终是来自百科全书的作者们(哈里逊、塞尔登、戈特利布、施塔克),其中还特别涉及催欲药物具有扩展意识作用的层面。奇怪的是,这些作者中没有一个人曾亲自做过实验,或者进行过有关催欲药使用方面的实地考察。有关催欲药的大部分出版物,均为纯文学作品。它们远离催欲药的实践,是在安静的书房里、靠在坐椅上写成的。一部在文化层面上进行深入比较分析的作品——就像本书这样——至今尚未问世。

> 我们的文明边际如何走向，
> 我们的行为界石又在何方，
> 哪里才是遥远彼岸的起始，
> 通往崭新的事物和思想？
> ——皮埃尔·克拉斯特（Pierre Clastores）

环境保护还是心境保护

"环境保护"这个词,已经涵盖了一个两难的局面。所谓环境,按照这个词的含义,指的当然不是我们的内心世界,而是我们周围的外部事物。由于我们要掌控它,却又无能为力,所以才要进行保护。

我们知道,在远古的文明中,树木、江湖、山峦和植被均为神灵所造和神灵所养,一切均充满灵气。冒犯了水神和草仙的属地,他们就会被激怒而给人类带来灾难。从世界初始,人类就必须小心翼翼地对待周围的环境。洪水、歉收、狩猎遇难,都是错误对待自然环境所产生的必然后果。要想与大自然和谐相处,必须取舍相当,才能得到丰收之神的认可,他才肯把丰收号角中的果实倾倒出来,惠赠给人类。

今天,人们把无数污水倾入河川,夹带着有害的物质。即使在日常生活的家庭——同样被铬钢、塑料、人造石和钢筋水泥包围着——也越来越远离草仙和山神的世界,最多只能在玻璃屏幕上看到它们的身影。看起来,似乎一切都在人的掌控之中。然而,人们已经逐渐察觉,这种掌控其实是一种自杀式的掌控,我们扼住了自己的喉咙,使呼吸变得越来越艰难。人们试图走出这条死胡同,规划了新的行动,但他们行动的罗盘指针,难道不是指向了另一条不归路吗?

新的产业建立了,但它们却是塑造自然灾害的温床。过滤器发明了,它们要在毒物不减的情况下,净化污浊空气或化工污水。各式各样的逃生防护设施上市了,它们将在发生核灾难时保护人的性命。超高速的飞机制造出来了,实际违反常识,只利于坠毁,却安装了净化器,以"减轻环境的负担"。

那么,我们的心境负担又应如何减轻呢?难道也只能认同灾后重建照片的精美,而不是去认真思考,如何才能避免灾难的发生吗?我们原本无瑕无菌的心境,已经变成一只高压容器,随时都有爆炸的危险。

我们必须认识到，现在问题的关键，是我们的行动罗盘应该调到另一个方向，让它为我们指示通往植物世界的阳光大道。

植物中有益于我们健康的物质，只要能让它们健康成长，就会给我们带来健康。可我们却要把它们提炼、合成，用功利主义和机械主义的世界观，剥夺它们的天然灵气。我们试图"开化"原始族群，因为我们有别于他们，因为我们不在乎植物力量是否在我们心中开花结果，我们需要的只是把它们各个有效成分强行掌控起来，为我们的需要服务。

我们必须知道，这样做，正是我们在对它们施暴。那么，我们应该吸取哪些教训呢？如果我们礼貌友好地对待一个人，在正常情况下就会得到那个人的回应，同样会对我们礼貌友好，给予我们精神和物质的报答。如果我们同样尊重植物，它们也会把健康生长中形成的美貌和力量送给我们。有不少植物，是值得我们好好学习的：例如茄科植物，它们有浸透神经的作用，可以进入身体内部影响我们；这种影响是否有强制性，却是因人而异，关键是可否掌握好剂量，可否领悟到相关知识的真伪，而不能只停留于纯功能性欲望。知识的传播，总是一种互换关系。只要我们能够打开自己的心扉，表现出足够的尊重和谨慎，就会看到迄今隐秘的生命之真谛。

假如你服用 10 颗曼陀罗的种子，就会明显感觉到天外世界，颜色更为鲜艳，光线更为温柔。身体里开始散布一种舒适的感觉；皮肤感到舒展；身体的欢愉和性欲快感均会增强。

然而，假如你只追求短暂而超强的性欲刺激，而不想在意识中开启新鲜的感悟，因而吞噬了 30 颗曼陀罗的种子，后果就会完全相反：舒服的感觉会被恐惧所替代，各种恐怖的场景就会出现。你的周围突然出现鬼魅的怪脸，蝙蝠、蟾蜍、蜘蛛、甲虫、猫头鹰和蛇都在向你逼近。舒适的颤抖会变成难受的痉挛，最终出现呼吸中枢的麻痹。

人在理想的情况下，如果从植物的正常生长中学习，用自己的身体去体验，与植物和谐相处，互敬互重，那么他就会获得舒适的心态，性爱感觉的满足。从而感悟到，灾难原来是自己的不节制所引起，因为他在抗拒植物的威力，而植物并不是他的附庸。

向大自然学习，已经到了刻不容缓的程度。只有这样，我们才不至于变成代人受过的替罪羊。我们应该时刻问我们自己：今后我们还有勇气面对大自然展现的奇景吗？

参考书目

有关催欲药、媚药、性医学的题目以及相应的文化背景，如果想列出一份完整的书目，可能要与本书的篇幅相媲美了。我们现在选择的这份书目，根据我们的看法，已经概括了其中的主要作品、文中提到的论文和报刊文章以及其他一些有关文献。

书目中提及的书籍，大多是图书善本和古籍珍品，因为它们当时印刷量很小，只是为了私人团体的需求而印制的，而且其中的很多作品已在严格的检查和焚书中被毁。其中很多书籍甚至从来没有上过公众图书馆的书架，或只能秘密藏在大学图书馆的"毒品柜"中。收藏此类图书最完整的图书馆，是美国旧金山的菲茨·休·利德洛图书馆 (Fitz Hugh Lydlow Library)。

缩写表

AA	= American Anthropologist
AMH	= Annals of Medical History
AP	= Anthropophyteia
BHM	= Bulletin of the History of Medicine
BML	= Botanical Museum Leaflets, Harvard University
BN	= Bulletin of Narcotics
CA	= Current Anthropology
EA	= Ethnologia Americana
EB	= Economic Botany

HF	= High Frontiers, Berkeley
IJHS	= Indian Journal of History of Science
JAMA	= Journal of the American Medical Association
JE	= Journal of Ethnopharmacology
JPD	= Journal of Psychedelic Drugs (ab Vol. 13, 1981: Journal of Psychoactive Drugs)
JSR	= The Journal of Sex Research
RR	= *Rausch und Realität*, 2 Bde., hrsg. von Gisela Völger, Köln: Rautenstrauch-Joest-Museum, 1981
SM	= Sexualmedizin (Sexualmedicine/Medical Tribune)
VFPA	= Viking Fund Publications in Anthropology, New York

AARONSON, Bernard u. Humphrey OSMOND (Hg.)
 1970 *Psychedelics* Garden City, NY: Andor
ADLER, Jerry et al.
 1985 » Getting High on › Ecstasy ‹« *Newsweek* April 15: 46
AERO, Rita
 1980 *The Complete Book of Longevity* New York: Perigee
AGRIPPA VON NETTESHEIM, Heinrich Cornelius
 1982 *Die magischen Werke* Wiesbaden: Fourier
AIGREMONT, Dr.
 1907 » Erotische Pflanzenbenennungen im deutschen Volke « *AP* 4: 16 – 36
 1919 *Volkserotik und Pflanzenwelt* (2 Bde.) Leipzig: Krauss
AINSLIE, Whitelaw
 1979 *Materia Indica* Delhi: Jayyed Press
AIROLA, Paavo
 1974 *Rejuvenation Secrets from Around the World* Phoenix: Health
 1978 *Sex & Nutrition* New York: Charter
AKINLOYE, B. A., u. W. E. COURT
 1981 » The Alkaloids of *Rauwolfia volkensii* « *JE* 4: 99 – 109
ALCORN, Janis B.
 1984 *Huastec Mayan Ethnobotany* Austin: University of Texas Press
ALEXANDER, Marsha
 1967 *The Sexual Paradise of LSD* North Hollywood: Brandon House
ALLEGRO, John M.
 1971 *Der Geheimkult des heiligen Pilzes* Wien usw.: Molden

ALLEN, Timothy F.

    1975 *The Encyclopedia of Pure Materia Medica* New York: Boericke & Tafel

ALPERT, Richard

    1969 » Psychedelics and Sexual Behavior: *JSR* 5: 50

AMAN

    1969 *Medicinal Secrets of Your Food* Mysore: Indo-American Hospital

AMENDT, Günther

    1974 *Haschisch und Sexualität* Stuttgart: o. A.

AMRAIN, Karl

    1907 » Die Stärkung der mänlichen Kraft « *AP* 4: 291 – 293

ANANGA-RANGA

    1984 München: Goldmann

ANDERSON, Patrick

    1981 *High in America* New York: Viking

ANDREWS, George, u. David SOLOMON(Hg.)

    1975 *The Coca Leaf and Cocaine Papers* New York: Harcourt Brace Jovanovich

ANDREWS, George, u. Simon VINKENOOG(Hg.)

    1968 *The Book of Grass* New York: Grove

ANREWS HEATH DE ZAPATA, Dorothy

    1979 *El Libro del Judío* Mérida: Apto. 1456

ANIMA, Nid

    1982 *Tinguian: Death of Culture* Quezon City: Omar Publ.

ANTHONY, Gene

    1982 *Sommer der Liebe* Linden: Volksverlag

ANTONIL

    1978 *Mama Coca* London: Hassle Free Press

APHRODISIACA 1985 München: Knaur

ARIUS, Claus

    1980 *Kulinarische Genüsse für Verbiebte* Niedernhausen: Falken-Verlag

ARMSTRONG, David

    1985 » Acid Flashbacks: The Nouveau Psychedelic Style « *San Francisco Examiner* Aug. 8

ARSAN, Emanuelle

    1974 *Emmanuelle oder Die Schule der Lust* Reinbek: Rowohlt

AVALON, Arthur

    1972 *Tantra of the Great Liberation* New York: Dover

1978 *Shakti and Shakta* New York: Dover

BAAR, Adrian

1977 *Erzählungen eines indischen Vampirs* Frankfurt/M.: Fischer

1978 *Erotische Geschichten aus China* Frankfurt/M.: Fischer

BABA, Pagal

1973 *Temple of the Phallic King* New York: Simon & Schuster

BARNHEIM, Friedrich

1962 *Erotik und Hexenwahn* Stuttgart: Weltspiegel

BARRING, Ludwig

1980 *Götterspruch und Henkerhand* Essen: Magnus

BARTHES, Roland

1957 *Mythologies* Paris

BAUDELAIRE, Charles

1972 *Die künstlichen Paradiese* Köln: Hegner

1976 *Die Blumen des Bösen* Frankfurt/M.: Insel

BAUER, Max

o. D. *Das Geschlechtsleben in der deutschen Vergangenheit* Berlin u. Leipzig: H. Seemann

BAUMANN, Hermann

1955 *Das doppelte Geschlecht* Berlin: Reimer

BEAUVUE-FOUGEYROLLAS, Cl.

1979 *Les Femmes Antillaises*, Paris: Edition Caraiibe

BEER, Rüdiger Robert

1972 *Einhorn* München: Callwey

BEHR, Hans-Georg

1980 *Weltmacht Droge* Wien, Düsseldorf: Econ

1982 *Von Hanf ist die Rede* Basel: Sphinx

o. D. *Nebukadnezars Traum* Versch. Raubdrucke & Ausgaben

BEHR, Hans-Georg, Andreas JUHNKE et. al.

1985 *Drogenpolitik in der Bundesrepublik* Reinbek: Rowohlt

BEITL, Klaus

1980 *Liebesgaben* München: dtv

BENEDEK, Thomas G.

1971 »Disease as Aphrodisiac« *BHM* 45 (4): 322 – 340

BENET, Sula

1975 »Early Diffusion and Folk Uses of Hemp« in RUBIN: 39 – 49

BENITEZ, Fernando
- 1975 *In the Magic Land of Peyote* Austin, London: University of Texas Press

BENJAMIN, Walter
- 1982 *Das Passagenwerk* Frankfurt/M.: Suhrkamp

BERGE, Fr., u. V. A. RIECKE
- 1845 *Giftpflanzen – Buch* Stuttgart: Hoffmann'sche Verlagsbuchhandlung

BERLIN, Brent et al.
- 1974 *Principles of Tzeltal Plant Classification* New York: Academic

BERNDT, Ronald, u Catherine H.
- 1951 » Sexual Behavior in Western Arnhem Land « *VFPA* – 16

BERTHOLD VON FREIBURG
- in DALLAPIAZZA 1984: 43 – 46

BESLER, Basilius
- 1713 *Hortus Eytettensis* Aichstaedt

BEY, Pilaff
- 1981 » Aphrodisiakische Rezepte « *Magie in der Medizin*: 162 – 215, Düsseldorf: Moewig

BHARATI, A.
- 1970 *The Tantric Tradition* Garden City, NY: Doubleday

BIBRA, Ernst Freiherr von
- 1855 *Die narkotischen Genußmittel und der Mensch* Nürnberg: W. Schmid (Reprint 1983 Wiesbaden: Fourier)

BISCHOFF, William H.
- 1966 *The Exstasy Drugs* Delray Beach, FL: University Circle Press

BLEIBTREU-EHRENBERG, Gisela
- 1984 *Der Weibmann* Frankfurt/M.: Fischer

BLOCH, Iwan
- 1905 » Der Geruchsinn in der Vita sexualis « *AP 2*: 445 – 447
- 1907 » Der Geruchsinn in der Vita sexualis (II) « *AP 4*: 245 – 260
- 1933 *Anthropological Studies in the Strange Sexual Practices of All Races in All Ages* New York: Anthropological Press

BOLAND, Maureen & Bridget
- 1983 *Was die Kräuterhexen sagen* München: dtv

BORNEMANN, Ernest
- 1967 *Liebesrezepte* München

1971 *Sex im Volksmund* Reinbek: Rowohlt

1984 *Das große Lexikon der Sexualität* Herrsching: Pawlak

BOSE, A. K.

1981 » Aphrodisiacs-a Psychosocial Perspective « *IJHS* 16 (1): 100 – 103

BOUGEROL, Christiane:

1983 *La Medicine Populaire à la Guadeloupe* Paris

BRADLEY, Marion Zimmer

1983 *Das Haus zwischen den Welten* Bergisch Gladbach: Lübbe

BRAEM, Harald

1982 » *Die Nacht der verzauberten Katzen* « *und andere Geschichten* Frankfurt/M, usw.: Ullstein

BRAVNSCHWEIG, Hieronymus

1610 *Ars destillandi* Straßburg

BREMKAMP, Steven

1980 » PCP: Learning to like a dangerous Drug « *JPD* 12 (2): 171 – 172

BRILLANT-SAVARIN, Jean A.

1978 *The Physiology of Taste* New York: Harcourt Brace Jovanovich

BRODY, Saul N.

1974 *The Disease of the Soul* Ithaca, London: Cornell University Press

BRUNNER, Theodore F.

1977 » Marijuana in Ancient Greece and Rome? « *JPD* 9 (3): 221 – 225

BRYK, Felix

1964 *Voodoo-Eros* New York: Privately Printed

6./7. BUCH MOSES

1984 Berlin: Karin Kramer

BUFFUM, John

1982 » Pharmacosexology: The Effects of Drugs on Sexual Function-A Review « *JPD* 14 (1 – 2): 5 – 44

BULLARD, M. Kenyon

1974 » Hide and Secrete: Women's Sexual Magic in Belize « *JSR* 10 (4): 259 – 265

BURROUGHS, William, u. Allen GINSBERG

1964 *Auf der Suche nach Yagé* Wiesbaden: Limes

BURTON, Sir Richard

o. J. *The Hindu Art of Love* New York: Castle Books

1964 *The Perfumed Garden of Shaykh Nefzawi* New York: Gramercy

BUSH, Patricia J.

1980 *Drugs, Alcohol and Sex* New York: Richard Marek
BYE, Robert A.
1979 » Hallucinogenic Plants of the Tarahumara « *JE*1 (1): 23 – 48
CABANES, Augustin
1966 *The Erotikon* New York: Book Awards
CABRERA, Luis
1981 *Plantas curativas de México* México, D. F.: Libro-Mex
CARLSON, Katherine A.
1979 » PCP from the Other Side « *JPD* 11 (3): 231 – 238
CHAGNON, Napoleon A.
o. J. *Yanomamö-The Fierce People* New York usw.: Holt, Rinehart & Winston
CHAGNON, Napoleon A. et al.
1971 » Yonomamö Hallucinoges « *CA* 12 (1): 72 – 74
CHALEAU, L.
1973 *Histoire Antillaise* Paris
CHANG, Jolan
1977 *The Tao of Love and Sex* London: Wildwood House
CHATURVEDI, G. N. et al.
1981 » Medicinal Use of Opium and Cannabis in Medieval India «: *IJHS* 16 (1): 31 – 35
CHERNIAK, Laurence
1979 *The Great Books of Hashish* Berkeley: And/Or Press
1979 *The Great Books of Cannabis* Oakland, CA: Damele Publ.
CHESSICK, R. D.
1960 » The › Pharmacogenic Orgasm ‹ in the Drug Addict « *Archives of General Psychiatry* 3 (5): 545 – 556
CHIA, Mantak, u. Michael WINN
1984 *Taoist Secrets of Love* New York: Amrora Press
CHOPRA, I. C. u. R. N.
1957 » The Use of Cannabis Drugs in India « *BN* 9 (1): 4 – 29
CHOU, Eric
1972 *The Dragon and the Phoenix* New York: Bantam
CILENTO, Raphael, u. Neil FELSHMAN
1977 *Sex Forever: The Key to Male Sexual Longevity* Chicago: Playboy
CIRAOLO, Mike
1983 » Yeast Sex Hormones Trigger Rat Reproduction « *The Daily Californian*

March 9: 1, 11
CLARK, Anne
    1975 *Beasts and Bawdy* London: JM Dent
CLASTRES, Pierre
    1984 *Chronik der Guayaki* München: Trickster
CLAUDER, Johannes
    1661 *De philtris* Leipzig
CLIFFORD, Terry
    1984 *Tibetan Buddhist Medicine and Psychiatry* York Beach: Weiser
CODELLAS, Pan. S.
    1934 » Rejuvenations and Satyricons of Yesterday « *AMH* N. S. 6 (6): 510 – 520
COHEN, Harvey
    1972 *The Amphetamine Manifesto* New York: Olympia Press
COHEN, Sidney
    1966 *The Beyond Within* New York: Atheneum
    1982 » Cannabis and Sex: Multifaceted Paradoxes « *JPD* 14 (1 – 2): 55 – 58
COMFORT, A.
    1971 » Likelihood of Human Pheromones « *Nature* 230: 432 – 433, 479
GONDE, Maryse
    1979 *La Parole des Femmes* Paris
CONNELL, Charles
    1966 *Aphrodisiacs in Your Garden* New York: Award
CONWAY, David
    1973 *The Magic of Herbs* New York: Dutton
CORBIN, Alain
    1984 *Pestbaucb und Blütenduft* Berlin: Wagenbach
COSMAN, Madeleine Pelner
    1983 » A Feast for Aesculapius: Historical Diets for Asthma and Sexual Pleasure « *Annual Review of Nutrition* 3: 1 – 33
CRANACH, Diana von
    1981 » Drogen im alten Ägypten « *RR* 1: 266 – 269
CROW, W. B.
    1980 *The Occult Properties of Herbs & Plants* New York: Weiser
CROWLEY, Aleister
    1974 » The Psychology of Hashish « in D. HOYE (Hg.), *Hasheesh: The Herb Dangerous*, San Francisco: Level Press

DAHL, Jürgen
 1985 » Die Zauberwurzel der kleinen Leute... « *Natur* 6/85: 83 – 84
DALBY, Liza
 1985 *Geisha* Reinbek: Rowohlt
DALLAPIAZZA, Michael(Hg.)
 1984 *Wie ein Mann ein fromm Weib soll machen* Frankfurt/M.: Insel
DANIELOU, Alain
 1979 *Shiva et Dionysos* Paris: Artheme Fayard
DASH, Vaidya Bhagwan
 1980 *Tibetan Medicine* Dharamsala: LTWA
DAVENPORT, John
 1869 *Aphrodisiacs and Anti-Aphrodisiacs* London: Privatdruck
 1966 *Aphrodisiacs and Love Stimulants* New York: Lyle Stuart
DELTGEN, Florian
 1978 » Culture, Drug and Personality « *Ethnomedizin* 5(1/2)
 1979 *Mit Flinte und Blasrohr: Urwaldindianer in Kolumbien* Köln: Rautenstrauch-Joest-Museum
DENNINGER, Henri Stearns
 1930 » A History of Substances Known as Aphrodisiacs « *AMH* N. S. 2(4): 383 – 393
DEREN, Maya
 1970 *Divine Horsemen: The Voodoo Gods of Haiti* New York: Delta
DESCOURTILEZ, M. E.
 1816 *Guide Sanitaire des Voyageurs aux Colonies, on Conseils Hygieniques en Faveur des Europeens Destines a passer aux Iles* Paris
DETIENNE, Marcel
 1977 *The Gardens of Adonis* New Jersey: The Humanites Press
 1979 *Dionysos Slain* Baltimore, London: Johns Hopkins University Press
DEVI, Kamala
 1978 *Tantra-Sex* München: Goldmann
DIAZ, José Luis
 1979 » Ethnopharmacology and Taxonomy of Mexican Psychodysleptic Plants « *JPD* 11(1 – 2)71 – 101
DIOSKURIDES, Pedanios
 1902 *Arzneimittellehre in fünf Büchern* Stuttgart: Enke
DJIN PING MEH
 1980 Frankfurt/M.: Fischer

DOBKIN DE RIOS, Marlene

 1972 *Visionary Vine* San Francisco: Chandler

 1974 » The Influence of Psychotropic Flora and Fauna on Maya Religion « *CA* 15 (2): 147 – 164

 1978 » The Maya and the Water Lily « *The New Scholar* 5(2): 299 – 309

 1981 » Religion und Pflanzenhalluzinogeneim präkolumbischen Peru-Moche und Nazca « *RR* 1: 340 – 345

 1982 » Plant Hallucinogens, Sexuality and Shamanism in the Ceramic Art of Ancient Peru « *JPD* 14(1 – 2): 81 – 90

 1984 *Hallucinogens: Cross-Cultural Perspectives* Albuquerque: University of New Mexico Press

 1985 » Schamanen, Halluzinogene und Erdaufschüttungen in der Neuen Welt « *Unter dem Plaster liegt der Strand* 15: 95 – 112

DONNER, Florinda

 1985 *Shabono* München: Knaur

DOUGLAS, Nik & Penny SLINGER

 1979 *Sexual Secrets: The Alchemy of Ecstasy* New York: Destiny

DRAKE, Wiliam Daniel

 1971 *The Connoisseur's Handbook of Marijuana* San Francisco: Straight Arrow Books

DSCHU-LIN YÄ-SCHI

 1980 Frankfurt/M.: Fischer

DU TOIT, Brian M.

 1975 » Dagga: The History and Ethnographic Setting of *Cannabis sativa* in Southern Africa « in RUBIN: 81 – 116

 1981 » Cannabis in Afrika « *RR* 2: 507 – 521

DUCHAUSSOIS, Charles

 1972 *Flash* München usw.: Desch

DUERR, Hans Peter

 1978 *Traumzeit* Frankfurt/M.: Syndikat

DER DUFTENDE GARTEN DES SCHEIK NEFZAUI

 1985 München: Goldmann

DURDEN-SMITH, Jo, u. Diane de SIMONE

 1983 *Sex and the Brain* London, Sydney: Pan Books

DWARAKANATH, C.

 1965 » Use of Opium and Cannabis in the Traditional System of Medicine in India « *BN* 17 (1): 15 – 19

ECKARDT, André
    1955 *Die Ginsengwurzel* Eisenach: Röth
EDWARDES, Allen
    1959 *The Jewel in the Lotus* New York: Julian Press
EDWARDES, Allen, u. R. E. L. MASTERS
    1963 *The Cradle of Erotica* New York: Julian Press
EFRON, Daniel H. (Hg.)
    1967 *Ethnopharmacologic Search for Psychoactive Drugs* Washington: U. S. Dept. of Health, Education and Welfare
    1970 *Psychotomimetic Drugs* New York: Raven Press
ELMORE, Francis H.
    1944 *Ethnobotany of the Navajo* Santa Fe: University of New Mexico Press
EMBODEN, William A.
    1972 *Narcotic Plants* New York: Macmillan
    1974 *Bizarre Plants* New York: Macmillan
    1976 » Plant Hypnotics Among the North Americans Indian « in W. D. HAND (Hg.), *American Folk Medicine*: 159 – 167, Berkeley usw.: University of California Press
    1977 » Dionysus as a Shaman and Wine as a Magical Drug « *JPD* 9(3): 187 – 192
    1979 » Nymphea ampla and Other Narcotics in Maya Ritual «
    1981a » Cannabis in Ostasien « *RR* 1: 324 – 329
    1981b » Pilz oder Seerose « *RR* 1: 352 – 357
    1981c » Transcultural Use of Water Lilies in Maya and Egyptian Civilizations « *JE* 3: 1 – 45
ENGEL, Fritz-Martin
    1979 *Zauberpflanzen-Pflanzenzauher* Hannover: Landbuch
    1982 *Giftküche der Natur* Hannover: Landbuch
ERICKSON, J. L. E., u. P. G. STEVENS
    1944 » American Musk from Muskrats Used in Perfume Manufacture « *Louisiana Conserv.* 2: 3, 6, 8
ETIEMBLE 1980 *China* München: Heyne (Ars et Amor Bd. 1)
EURIPIDES
    1983 *Die Bakchen* Stuttgart: Reclam
EVANS, Arthur
    1978 *Witchcraft and the Gay Counterculture* Boston: FAG RAG
EVANS, Joan

1976 *Magical Jewels of the Middle Ages and the Renaissance* New York: Dover

EVERETT, G. M.

  1975 » Amylnitrite (› poppers ‹) as an Aphrodisiac « in SANDLER u. GESSA (Hg.)

EVOLA, Julius

  1983 *The Metaphysics of Sex* New York: Inner Traditions International

FANON, Frantz

  1980 *Schwarze Haut, Weiße Masken* Frankfurt/M. Syndicat

FARAH, Madelain

  1984 *Marriage and Sexuality in Islam* Salt Lake City: University of Utah Press

FAST, Julius, u. Meredith BERNSTEIN

  1983 *Sexual Chemistry* New York: Evans

FELDMAN, H. W. et al. (Hg.)

  1979 *Angel Dust: An Ethnographic Study of PCP Users* Lexington, Mass.: Lexington Books

FERNANDEZ, James W.

  1972 » *Tabernanthe iboga*: Narcotic Ecstasis and the Work of the Ancestors « in Peter T. FURST(Hg.), *Flesh of the Gods*: 237-260, New York: Praeger

FIGUIER, Louis

  1869 *The Vegetable World* London: Cassel, Petter and Graffin

FINCKH, Elisabeth

  1975 *Grundlagen tibetischer Heilkunde* Uelzen: MLV

FINDLAY, W. P. K.

  1982 *Fungi: Folklore, Fiction & Fact* Richmond: Richmond Publ. Co.

FIRN/DAIMONIDES, Edgar

  1983 *Bibergeil* München: Klaus G. Renner

FISCHER, Klaus

  1979 *Erotik und Askese in Kult und Kunst der Inder* Köln: DuMont

FISCHER Wolfgang

  1984 » Robbenmord auch 1984 « *Greenpeace-Nachrichten* Nr. 1/84: 6

FISCHER-HOMBERGER, Esther

  1984 *Krankheit Frau* Darmstadt: Luchterhand

FISCHMAN, Walter I., u. Frank Z. WARREN

  1981 *Chinas Geheimnis der Liebeskraft* München: Heyne

FISHER, James

  1975 » Cannabis in Nepal: An Overview « in RUBIN: 247-250

FLAMAND, Elie-Charles
　　1970 *Erotique de l'Alchimie* Paris: Editions Pierre Belfond
FLATTERY, David S.
　　1984 *Synopsis of Arguments for the Identification of* » Soma « *as Peganum harmala L.* Berkeley: unveröffentlichtes Manuskript (1508 Hopkins St., Berkeley, CA 94707, USA)
FLEURENTIN, Jacques, u. Jean-Marie PELT
　　1982 » Repertory of Drugs and Medicinal Plants of Yemen « *JE* 6: 85 – 108
FOLAN, W. J.
　　1970 » Kukulkány un culto fáilico en Chichén-Itzá, Yucatán, México « *Estudios de Cultura Maya* 8: 77 – 83
FORAL, Susanne
　　1980 *Die Orgie* München: Heyne
FORT, J.
　　1975 » Sex and Drugs: The Interaction of two Disapproved Behaviors « *Postgraduate Medicine* 58(1): 133 – 136
FREIHERR VON GALL, August
　　1940 » Medizinische Bücher(tici-amatl) der alten Azteken aus der ersten Zeit der Conquista « *Quellen und Studien zur Geschichte der Naturwissenschaften und der Medizin* Bd. 7: 81 – 299, Berlin: J. Springer
FREUD, Sigmund
　　1884 » Ueber Coca « *Centralblatt für die gesamte Therapie* 2: 289 – 314(Faksimile in TÄSCHNER u. RICHTBERGER 1982: 206 – 231)
FULDER, Stephen
　　1985 *Das Tao der Medizin* Basel: Sphinx
FURST, Peter T.
　　1976 *Hallucinogens and Culture* San Francisco: Chandler & Sharp
FURST Peter T., u. Barbara G. MYERHOFF
　　1966 » Myth as History: The Jimson Weed Cycle of the Huichols of Mexico « *Antropologica* 17: 3 – 39
GÄBLER, Hartwig
　　1977 *Das Büchlein von den heilenden Kräutern* München: Goldmann
GARRISON, Omar V.
　　1964 *Tantra: The Yoga of Sex* New York: Julian Press
GATTEFOSSE, René -Maurice
　　1936 *Aromatherapie* Paris

GAWIN, Frank H.

    1978 » Drugs and Eros: Reflections on Aphrodisiacs « *JPD* 10 (3): 227 -236

GAY, George R. et al.

    1971 » Haight-Ashbury: Evolution of a Drug Culture in a Decade of Mendacity « *JPD* 4(1): 81 -90

    1972 » Sex in the › Drug Culture ‹ « *MedicalAspects of Human Sexuality* 6(10): 28 - 47

    1975 » Drrug-Sex Practice in the Haight-Ashbury or › the Sensous Hippie ‹ « in SANDLER u. GESSA

    1982 » Love and Haight: The Sensous Hippie Revisited « *JPD* 14(1 -2): 111 - 123

GEEL, Eva

    1985 » Lexikon der Liebeselixiere: Scharfmacher « *Voilà* 10: 60 -61

GELPKE, Rudolf

    1982 *Vom Rausch im Orient und Okzident* Frankfurt/M. usw.: Ullstein

GERBER, Albert B.

    1981 *The Book of Sex Lists* Secaucus, NJ: Lyle Stuart

GERBER, Peter

    1980 *Die Peyote-Religion* Zürich: Völkerkundemuseum

GESSMANN, G. W.

    o. D. *Die Pflanzen im Zauberglauben* Den Haag: J. J. Couveur

GIFFORD, Edward S.

    1964 *Liebeszauber* Stuttgart: Steingrüben

GIMLETTE, John D.

    1971 *Malay Poisons and Charm Cures* Kuala Lumpur usw.: Oxford University Press

GINSBERG, Allen

    1982 *Notizbücher* Reinbek: Rowohlt

GÖRRES, Josef von

    1948 *Das nachtländische Reich* Villach: Moritz Stadler

GOLD, Robert S. et al.

    1975 *Comprehensive Bibliography of Existing Literature on Drugs: 1969 to 1974* Dubuque, IO: Kendall/Hunt

GOLDBERG, B. Z.

    1974 *The Sacred Fire* Secaucus, NJ: Citadel

GOLOWIN, Sergius

    1970 *Hexer und Henker im Galgenfeld* Bern: Beuteli

GOODE, Erich
    1970 *The Marijuana Smokers* New York: Basic Books
GORDON, Benjamin Lee
    1942 » Medicine Among the Ancient Berews « *AMH* 3. S., 4(3): 219-235
GOTTLIEB, Adam
    1974 *Sex Drugs and Aphrodisiacs* San Francisco: 20th Century Alchemist
    1976 *The Pleasures of Cocaine* Manhatten Beach, CA: 20th Century Alchemist
GRIECHISCHE SATYRSPIELE
    1981 Stuttgart: Reclam
GRIGSON, Geoffrey
    1978 *Aphrodite-Göttin der Liebe* Bergisch-Gladbach: Lübbe
GRINSPOON, Lester, u. James B. BAKALAR
    1981 *Psychedelic Drugs Reconsidered* New York: Basic Books
GROF, Stanislav
    1978, *Topographie des Unbewußten* Stuttgart: Klett-Cotta
    1983 *LSD-Psychotherapie* Stuttgart: Klett-Cotta
    1985 *Geburt, Tod und Transzendenz* München: Kösel
GROSBOIS, Charles
    1979 *Japan* Munchen: Heyne(Ars et Amor, Bd. 4)
GUENTHER, Herbert V.
    1974 *Tantra als Lebensanschauung* Bern usw.: O. W. Barth
GUERRA, Francisco
    1971 *The Pre-Columbian Mind* New York/London: Seminar Press
GUEVARA, Dario
    1972 *Un mundo magico-mitico en la mitad del mundo: folklore Ecuatoriana* Quito: Impr. Municipal
HAGEN, Albert
    1905 *Die sexuelle Osphresiologie* Berlin: Barsdorf
HAIGHT-ASHBURY MEDICAL CLINIC
    1967 » Incidents Involving the Haight-Ashbury Population and Some Uncommonly Used Drugs « *JPD* 1(2): 140-146
HALIFAX, Joan
    1981 *Die andere Wirklichkeit der Schamanen* Bern, München: O. W. Barth
HALIKAS, James et al.
    1982 » Effects of Regular Marijuana Use on Sexual Performance « *JPD* 14(1-2): 59-70

HAMBLIN, Nacy L.

　　1981 » The Magic Toads of Cozumel « *Mexicon* 3(1): 10 - 14

　　1984 *Animal Use of the Cozumel Maya* Tucson: University of Arizona Press

HAMMER-PURGSTALL, J.

　　1968 *The History of the Assasins* New York: Franklin

HANSEN, Harold A.

　　1981 *Der Hexengarten* München: Trikont-Dianus

HARBECK, Hans

　　1947 *Glück der Freiheit* Hamburg: Morawe & Scheffelt

HARDING, Wayne M.

　　1981 » Kontrollierter Heroingenuβ -ein Widerspruch aus der Subkultur gegenüber herkömmlichem kulturellem Denken « *RR* 2: 694 - 701

HARLEY, George W.

　　1941 *Native African Medicine* Cambridge: Harvard University Press

HARNER, Michael J.

　　1973 » The Role of Hallucinogenic Plants in European Witchcraft « in ders. (Hg.), *Hallucinogens and Shamanism*: 125 - 150, London usw.: Oxford University Press

HARRIMAN, Sarah

　　1973 *The Book of Ginseng* New York: Pyramid

HARRIS. Lloyd J.

　　1984 *Nicht nur gegen Vampire* Reinbek: Rowohlt

HARRISON, Peter u. Mary

　　1979 *Aphrodisiacs: From A to Z* London: Jupiter Books

HARTWICH, C.

　　1911 *Die menschlichen Genuβmittel* Leipzig: Tauchnitz

HASKINS, James

　　1974 *Witchcraft, Mysticism and Magic in the Black World* Garden City, NY

HAUSCHILD, Thomas

　　1979 » Kräuterbücher und Hexenrezepte « *Hexen-Kataloge zur Ausstellung*: 36, Hamburg: Museum für Völkerkunde

　　1981 » Hexen und Drogen « *RR* 1: 360 - 367

　　1982 *Der Böse Blick* Berlin: Mensch u. Leben

HAWKES, J. G. et al. (Hg.)

　　1979 *The Biology and Taxonomy of the Solonacea* London: Academic

HEAD, Brandon

1903 *The Food of the Gods* London: R. Brimley Johnson

HECHT, Ingeborg

1977 *In Tausend Teufels Namen* Freiburg i. Br.: Rombach

HEFFERN, Richard

1976 *The Complete Book of Ginseng* Millbrae, CA: Celestial Arts

HEISER, Charles B.

1969 *Nightshades* San Francisco: Freeman

HELFRICH, Klaus

1972 » Sexualität und Repression in der Kultur der Maya « *Baessler Archiv* N. F., 20: 139 – 171

HENGLEIN, Martin

1985 *Die beilende Kraft der Wohlgerüche und Essenzen* München: Schönberger

HENRIQUES, Fernando

1965 *Love in Action* London: Panther

HENRY, T. A.

1949 *The Plant Alkaloids* London: Churchill

HERNANEZ, Francisco

1790 *De historia plantarum novae hispaniae* Madrid: I. Heredum

HILDEGARD VON BINGEN

1957 *Heilkunde*(Hrsg. v. H. SCHIPPERGES)Salzburg: O. Müller

HILL, Johann, 1853 *Das heilige Kraut* Stuttgart: Scheible

HILL, W. W.

1938 » Navajo Use of Jimson Weed « *New Mexico Anthropologist* 3: 19 – 21

HIRSCHFELD, Magnus, u. Berndt GÖTZ

1929 *Sexualgeschichte der Menschheit* Berlin: Langenscheidt

HIRSCHFELD, Magnus, u. Richard LINSERT

1930 *Liebesmittel*: *Eine Darstellung der geschlechtlichen Reizmittel (Aphrodisiaca)* Berlin: Mann

HIRSCHHORN, Howard H.

1982 » Natural Substances in Currently Available Chinese Herbal and Patent Medicines « *JE* 6(1): 109 – 119

HOFFMANN, E. T. A.

1975 *Die Elixiere des Teufels* Stuttgart: Reclam

HOFMANN, Albert

1954 » Die Isolierung weiterer Alkaloide aus *Rauwolfia serpentina Benth.* « *Helvetica Chimica Acta* 37: 849 – 865

1964 *Die Mutterkorn-Alkaloide* Stuttgart: Enke

1979 *LSD-mein Sorgenkind* Stuttgart: Klett-Cotta

1986 *Einblicke-Aussichten* Basel: Sphinx

HOLLISTER L.

1975 » Drugs and Sexual Behavior in Man « *Psychopharmacology Bulletin* 11(3): 44

HORN, Ulrich

1974 » Liebesmittel: Was Männer stark und Frauen schwach macht « *Stern* 5. Dez. 1974

HORST, Georg Conrad

1979 *Zauber-Bibliothek* (6 Bde.) Freiburg i. Br.: Aurum

HSU, Hong-Yen, u. Douglas H. EASER

1982 *For Women only: Chinese Herbal Formulas* Taipei: Oriental Healing Arts Institute

HSU, Hong-Yen, u. Wiliam G. PEACHER

1976 *Chinese Herb Medicine & Theralpy* Hawaiian Gardens, CA: Oriental Healing Arts Institute

HUFELAND, Christoph W.

1905 *Die Kunst, das menschliche Leben zu verlängern* Leipzig: Reclam

HUMANA, Charles, u. WANG WU

1972 *The Ying Yang* New York: Avon

HUNT, Eva

1977 *The Transformation of the Hummingbird* Ithaca, London: Cornell University Press

HUXLEY, Aldous

1953 *Schöne neue Welt* Frankfurt/M.: Fischer

1983 *Moksha* München: Piper

1984 *Eiland* München: Piper

ISHIHARA, Akira, u. Howard S. LEVY

1970 *The Tao of Sex* New York usw.: Harper & Row

IVANOVAS, Georg

1983 » Räucherwerk-Nahrung der Götter « *Unicorn* 5: 80 – 84

IVANOVAS, Sabine

1983 » Magie und Medizin: Ätherische Öle und Pflanzenessenzen « *Unicorn* 7: 196 – 202

JACKSON, B. P., u. M. I. BERRY

1979 » *Mandragora*-Taxonomy and Chemistry of the European Species « in

HAWKES et al. (Hg.): 505 – 512

JACOBI, Karlheinz

    1966 *Das Heyne-Buch der Zimmerpflanzen* München: Heyne

JAIN, S. K., u. C. R. TARAFDER

    1970 » Medicinal Plant-lore of the Santals « *EB* 24(3): 241 – 278

JARGSTORF, Sibylle

    1984 *Vom Kartoffelfrust zur Kartoffellust* Haldenwang: Schangrila

JHA, Akhileshwar

    1979 *Sexual Designs in Indian Culture* New Delhi: Vikas Publ. House

JOHNS, Timothy et al.

    1982 » Anti-Reproductive and Other Medicinal Effects of Tropaeolum tuberosum « *JE* 5(2): 149 – 161

JONES, Hardin u. Helen C.

    1977 *Sensual Drugs* Cambridge usw.: Cambridge University Press

JONES, Helen C., u. Paul W. LOVINGER

    1985 *The Marijuana Question* New York: Dodd, Mead & Co.

JÜNGER, Ernst

    1980 *Annäherungen: Drogen und Rausch* Frankfurt/M. usw.: Ullstein

KABELIK, J. et al.

    1960 » Cannabis as a Medicament « *BN* 12(3): 5 – 23

KAMAL, Hassan

    1975 *Encyclopaedia of Islamic Medicine* Cairo: GEBO

KAMASUTRAM

    1984 München: Goldmann

KAPLAN, John

    1971 *Marijuana: The New Prohibition* New York: Pocket

KAPPSTEIN, Stefan

    1980 *Das Buch vom Ginseng* Bern: Morzsinary

KAUFFMANN-DOIG, Federico

    1979 *Sexualverhalten im Alten Peru* Lima: Kompaktos

KELLER, Konstantin, u. Egon STAHL

    1982 » Kalmus: Inhaltsstoffe und Asarongehalt bei verschiedenen Herkünften « *Deutsche Apotheker Zeitung* 122 (48): 2463 – 2466

KENNEDY, Alison Baily

    1982 » *Ecce Bufo*: The Toad in Nature and in Olmec Iconography « *CA* 23(3): 273 – 290

1983 *Rod and Purse at Palenque: Pacal's Divine Stigma* Paper presented at the 5th Mesa Redonda de Palenque, Chiapas, Mexico

o. D. *Stingray Spines and Sex* Unpublished

KENNEDY, Alison Baily, u. Christian RÄTSCH

 1985 » Datura: Aphrodisiac? « *HF* 2: 20, 25

KENNETT, Frances

 1975 *History of Perfume* London: Harrap

KENT, Saul

 1974 *Future Sex* New York: Warner

KHAN, A. B. et al.

 1981 » Poisons and Antidotes in Unani System of Medicine « *IJHS* 16(1): 57-63

KHANNA, Madhu

 1980 *Das große Yantra-Buch* Freiburg i. Br.: Aurum

KHLOPIN, Igor N.

 1980 » Mandragora turcomanica in der Geschichte der Orientalvölker « *Orientalia Lovaniensia Periodica* 11: 223-231

KIEFER, Otto

 1934 *Sexual Life in Ancient Rome* London: Routledge

KILTZ, Hartmut

 1983 *Das erotische Mahl* Frankfurt/M.: Syndikat

KIMMENS, Andrew C. (Hg.)

 1975 *Tales of the Ginseng* New York: Morrow

 1977 *Tales of Hashish* New York: Morrow

KING, Francis

 1974 *Sexuality, Magic and Perversion* Secaucus, NJ: Citadel

KIRCHDORFER, Anton Maria

 1981 *Ginseng: Legende und Wirklichkeit* München: Droemer Knaur

KLEIN, Joe

 1985 » The New Drug They Call › Ecstasy ‹ « *New York Magazine* May 20: 38-43

KLINGSOR, Dr.

 1976 *Experimental-Magie* Berlin: Schikowski

KLUCKHOHN, Clyde

 1967 *Navaho Witchcraft* Boston: Beacon

KNAPP, Otto

 1906 » Die Homosexuellen nach hellenischen Quellenschriften « *AP* 3: 254-260

KNECHT, Sigrid

　　1971 » Rauchen und Räuchern in Nepal « *Ethnomedizin* 1(2): 209 – 222

KNIGHT, Richard Payne

　　1952 *Two Essays on the Worship of Priapus* London: Charles Skilton

KÖHNLECHNER, Manfred

　　1978 *Heilkräfte des Weines* München: Knaur

KÖLBL, Konrad

　　1983 *Kräuterfibel* Grünwald: Kölbl

KOTSCHENREUTHER, Helmut

　　1978 *Das Reich der Drogen und Gifte* Frankfurt/M. usw: Ullstein

KRAUSE, M.

　　1909 » Die Gifte der Zauberer im Herzen Afrikas « *Zeitschrift für experimentelle Pathologie und Therapie* 6: 1 – 4

KRAUSS, Friedrich S.

　　1906 » Liebeszauber der Völker « *AP* 3: 165 – 168

　　1906a » Altperuanische Grabgefäβe mit erotischen Gestalten « *AP* 3: 420 – 424

　　1907 » Südslavische Volksüberlieferungen, die sich auf den Geschlechtsverkehr beziehen « *AP* 4

KRONFELD, Moritz

　　1981 *Donnerwurz und Mäuseaugen* Berlin: Clemens Zerling

KRUMM-HELLER, Arnold

　　1955 *Osmologische Heilkunde: Die Magie der Duftstoffe* Berlin: Schikowski

KUTSCHER, Gerdt

　　1977 *Chimu: Eine altindianische Hocbkultur* Hildesheim: Gerstenberg

LAARSS, R. H.

　　o. D. *Das Geheimnis der Amulette und Talismane* Den Haag: Couvreur

LAME DEER u. Richard ERDOES

　　1979 *Tabca Ushte-Medizinmann der Sioux* München: List

LAURENT, Emil, u. Paul NAGOUR

　　1910 *Okkultismus und Liebe* Berlin: Barsdorf

LARCO HOYLE, Rafael

　　1979 *Peru: Checan* München: Heyne(Ars et Amor Bd. 7)

LEARY, Timothy

　　1985 » Auf der Suche nach dem wahren Aphrodisiakum und Elektronischer Sex « *Sphinx Magazin* 35

LEHANE, Brendan

1978 *Macht und Geheimnis der Pflanzen* Frankfurt/M.: Krüger
LEHMANN, Friedrich R.
   1955 *Rezepte der Liebesmittel* Heidenheim: Erich Hoffmann
LEUENBERGER, Hans
   1970 *Im Rausch der Drogen* München: Humboldt
LEUNER, Hanscarl
   1981 *Halluzinogene* Bern usw.: Huber
LEUNG, Albert Y.
   1985 *Chinesische Heilkräuter* Köln: Diederichs
LEVY, Stephen J., u. Marie BROUDY
   1975 » Sex Role Difference in the Therapeutic Community: Moving from Sexism to Androgyny « *JPD* 7(3): 291 - 297
LEVI-STRAUSS, Claude
   1952 » The Use of Wild Plants in Tropical South America « *EB* 6(3): 252 - 270
LEVY, William
   1983 *Oh Amsterdam*! Linden: Volksverlag
LEWIN, Louis
   1886 *Über Piper methysticum (Kawa Kawa)* Berlin: Hirschwald
   1929 *Banisteria Caapi* Berlin: Stilke
   1981 *Phantastica* Linden: Volksverlag
LEWIS, B.
   1970 *The Sexual Power of Marijuana* New York: Wyden
LI, Hui-lin
   1978 » Hallucinogenic Plants in Chinese Herbals « *JPD* 10(1): 17 - 26
LI SHIN-CHEN, Hg. F. P. SMITH u. G. A. STUART
   1973 *Chinese Medicinal Herbs* San Francisco: Georgetown
LICHT, Hans
   1969 *Sittengeschichte Griechenlands* Reinbek: Rowothlt
LIEBOWITZ, Michael R.
   1983 *The Chemistry of Love* Boston, Toronto: Little, Brown
LILLY, John C., 1984 *Der Scientist* Basel: Sphinx
LINDER, Ronald L. et al.
   1981 *PCP: The Devil's Dust* Belmont, CA: Wadsworth
LINGEMANN, Richard R.
   1969 *Drugs from A to Z* New York: McGraw-Hill
LIPPERT, Herbert

1972 *Einführung in die Pharmakopsychologie* München: Kindler

LOCKWOOD, Tommie E.

    1979 » The Ethnobotany of *Brugmansia* « *JE* 1: 147 – 164

LÖBSACK, Theo

    1981 *Die manipulierte Seele* München: dtv

LOPEZ AUSTIN, Alfredo

    1971 » De las platas medicinales y de otras cosas medicinales « *Estudios de Cultura Náhuatl* 9: 125 – 230

LOWRY, Thomas P.

    1979 » Amyl Nitrite and the EEG « *JPD* 11(3): 239 – 241

    1982 » Psychosexual Aspects of the Volatile Nitrites « *JPD* 14(1 – 2): 77 – 79

LUCK, Georg

    1962 *Hexen und Zauberei in der römischen Dichtung* Zürich: Atlantis

LUDWIG, Otto

    1982 *Im Thübinger Kräutergarten* Gütersloh: Prisma

LUKIAN

    1967 *Gespräche der Götter und Meergötter, der Toten und der Hetären* Stuttgart: Reclam

McCARY, James Leslie

    1975 *Sexual Myths and Fallacies* New York: Schocken

McKENNA, Dennis J. u. Terence K.

    1975 *The Invisible Landscape* New York: Seabury

McKENNA, Terence K.

    1984 *Soma-The Light at the Beginning of History* Paper presented at the Esalen Conference on Psychedelic Research, Dec. 1984

MADSEN, William & Claudia

    1977 *A Guide to Mexican Witchcraft* México, D. F.: Minutiae Mexicana

MAERTH, Oscar Kiss

    1971 *Der Anfang war das Ende* Düsseldorf: Econ

MAIMONIDES, Moses

    1966 *Treatise on Poisons and Their Antidotes* Philadelphia, Montreal: Lippincott

    1966 *Regimen Sanitatis oder Diätetik für die Seele und den Körper* Basel: Karger

MANDEL, Gabriele

    1983 *Islamische Erotik* Freiburg: Liber

MARCADE, Jean

    1979 *Etrusker und Römer* München: Heyne (Ars et Amor, Bd. 8)

1980 *Die Griechen* München: Heyne(Ars et Amor, Bd. 2)

MARCUSE, Max

1923 *Handwörterbuch der Sexualwissenschaft* Bonn: Marcus & Webers

MARGOLIS, Jacks S., u. Richard CLORFENE

1979 *Der Grassgarten* Linden: Volksverlag

MARTIN, Richard T.

1970 » The Role of Coca in the History, Religion, and Medicine of South American Indians « *EB* 24(4): 422 – 438

MARTINEZ PAREDEZ, Domingo

1978 *Desconocido codice maya* México, D. F.: Porrua

MARZELL, Heinrich

1964 *Zauberpflanzen-Hexengetränke* Stuttgart: Kosmos, Bd. 241

MASTERS, R. E. L.

1962 *Forbidden Sexual Behavior and Morality* New York: Julian Press

1962a *Eros and Evil: The Sexual Psychopathology of Witchcraft* New York: Julian Press

MASTERS, R. E. L., u. Jean HOUSTON

1966 *The Varieties of Psychedelic Experience* New York: Delta

MATSUMOTO, Kosai II

1979 *The Mysterious Reishi Mushroom* Santa Barbara: Woodbridge

MECK, Bruno

1981 *Die Assassinen* Düsseldorf, Wien: Econ

MEIGS, Anna S.

1984 *Food, Sex, and Pollution: A New Guinea Religion* New Brunswick, NJ: Rutgers University Press

MESSEGUE, Maurice

1980 *Das Mességué Heilkräuter Lexikon* Gütersloh: Moewig

METRAUX, Alfred

1972 *Voodoo in Haiti* New York: Schocken

METZNER, Ralph(Hg.)

1968 *The Ecstatic Adventure* New York: McMillan

MEYER, Carl

1884 *Der Aberglaube des Mittelalters und der nächstfolgenden Jahrhunderte* Essen: Magnus(Reprint o. D.)

MIKURIYA, Tod H. (Hg.)

1973 *Marijuana: Medical Papers* 1839 – 1972 Oakland, CA: Medi Comp

MILLER, Richard Alan
 1983 *The Magical & Ritual Use of Herbs* New York: Destiny

MINGES, G.
 1915 » The Sweet Potato as an Aphrodisiac « *JAMA* 65: 1203

MIRIN, S. M. et al.
 1980 » Opiate Use and Sexual Function « *American Journal of Psychiatry* 137 (8): 909 –915

MITROVIC, Alexander
 1907 » Mein Besuch bei einer Zauberfrau in Norddalmatien « *AP* 4: 227 –236

MITTON, Mervyn
 1984 *Herbal Remedies: Sexual Problems* London usw.: Foulsham

MONEY, John
 1969 *Körperlich-sexuelle Fehlentwicklungen* Reinbek: Rowohlt
 1977 » Träume, Düfte, Tabus « *SM* 6

MOOKERJEE, Ajit
 1971 *Tantra Asana* Wien, München: Schroll
 1982 *Kundalini* New York: Destiny

MOORE, Marcia, u. Howard ALLTOUNIAN
 1978 *Journeys into the Bright World* Rockport, Mass.: Para Research

MORTIMER, W. Golden
 1974 *History of Coca:* » *The Divine Plant* « *of the Incas* San Francisco: And/Or Press

MORTON, Julia F.
 1981 *Atlas of Medicinal Plants of Middel America* Springfield: Charles C. Thomas

MOSCOSO PASTRANA, Prudencio
 1981 *La medicina tradicional de los alto de Chiapas* San Cristobal de Las Casas: o. V.

MOUNTFIELD, David
 1982 *Erotische Kunst der Antike* Bayreuth: Gondrom

MRABET, Mohammed
 1984 *M'hashish* San Francisco: City Lights

MRSICH, Wilhelm
 1978 » Erfahrungen mit Hexen und Hexensalben « *Unter dem Pflaster liegt der Strand* 5: 109 –119

MÜLLER, Irmgard
 1982 *Die pflanzlichen Heilmittel bei Hildegard von Bingen* Salzburg: Otto Müller

MÜLLER, Johannes
    1689 *De Febre Amatoria* Leipzig
MÜLLER, Josef
    1906 *Das sexuelle Leben der Naturvölker* Leipzig: Th. Grieben
MÜLLER-EBELING, Claudia, u. Christian RATSCH
    1985 » Regenwaldmenschen: Diesseits des Waldes-Jenseits der Milchstraβe « in P. STÜBEN(Hg.), *Kahlschlag im Paradies*, *Ökozid* 1: 138 – 162, Gieβen: Focus
    1986 *Heilpflanzen der Seychellen* Berlin: Express
MUMFORD, John
    1984 *Tantrische Sexualmagie* Basel: Sphinx
MUSES, Charles
    1986 » The Sacred Plant of Ancient Egypt « in C. RÄTSCH (Hg.), *Das Tor zum inneren Raum*: Berlin: Express
NAHAS, Gabriel G.
    1982 » Hashish in Islam, 9th to 18th Century « *Bull N. Y. Acad. Med.* 58(9): 814 – 831
NARANJO, Claudio
    1967 » Psychotropic Properties of the Harmala Alkaloids « in EFRON: 385 – 391
    1979 *Die Reise zum Ich* Frankfurt/M.: Fischer
    1985 *Persönliche Mitteilung*
NASH, E. B.
    1983 *Leitsymptome in der Homöopathischen Therapie* Heidelberg: Hang
NEEDHAM, Joseph, u. Lu GWEI-DJEN
    1968 » Sex Hormones in the Middle Ages « *Endeavor* 27: 130 – 132
NEWLAND, Constance A.
    1963 *My Self and I* New York: Signet
NIETZSCHE, Friedrich
    1969 *Werke*, hrsg. von Karl SCHLECHTA München: Hanser
NIN, Anäis, 1979 *Little Birds* London: Allen
NIZAMI
    1963 *Leila und Madschnun* (übersetzt v. R. GELPKE)Zürich: Manesse
NOVAK, William
    1980 *High Culture* New York: Alfred A. Knopf
NULL, Gary, u. Elayne KAHN
    1976 *The Whole Body Health & Sex Book* New York: Pinnacle
O'FLAHERTY, Wendy D.

  1975 *Hindu Myths* Harmondsworth：Penguin
OMEGA, Kane
  1973 *Cosmic Sex*：*The Supreme Ecstasy* Secaucus, NJ：Lyle Stuart
ORTA, Garcia da
  1913 *Collquies on the Simples & Drugs of India* London：Sotheran
OTT, Jonathan
  1976 *Hallucinogenic Plants of North America* Berkeley：Wingbow
  1985 *Chocolate Addict* Vashon, WA：Natural Prod.
OTTO, Walter F.
  1933 *Dionysos*：*Mythos und Kultus* Frankfurt/M.：Klostermann
OUENSANGA, Christian
  1983 *Plantes Medicinales et Remedes Creoles* Paris：Desormeaux
PAHLOW, Mannifred
  1979 *Das große Buch der Heilpflanzen* München：Gräfe & Unzer
PALMER, Cynthia, u. Michael HOROWITZ(Hg.)
  1982 *Shaman Woman*, *Mainline Lady*：*Women's Writings on Drug Experience* New York：Quill
PARVATI, Jeannine
  1978 *Hygieia-a Woman's Herbal* Berkeley：Freestone
PAULLINI, Kristian Frantz
  1964 *Die » Dreckapotheke «* (*1734*) Grünwald：Kölbl-Reprint
PEELE, Stanton
  1982 » Love, Sex, Drugs and Other Magical Solutions to Life « *JPD* 14(1 - 2)：125 - 131
PENZER, N. M.
  1952 *Poison Damsels* London：Privately Printed
PEREZ DE BARRADAS, José
  1957 *Plantas magicas americanas* Madrid：Instituto » Bernardino de Sahagun «
PERRY, Lily M., u. Judith METZGER
  1980 *Medicinal Plants of East and Southeast Asia* Cambridge, London：MIT Press
PETRON
  1982 *Satyricon* Stuttgart：Reclam
PEUCKERT, Will-Erich
  1951 *Geheimkulte* Heidelberg：Carl Pfeffer
  1960 » Hexensalben « *Mediziniseber Monatsspiegel* 9：169 - 174
PFÜRTNER, Stephan H.

1972 *Kirche und Sexualität* Reinbek: Rowohlt

PHILLIPS, Joël, u. Ronald D. WYNNE

1980 *Cocaine* New York: Avon

PLOWMAN, Timothy

1969 » Folk Uses of New World Aroids « *EB* 23(2): 97 –122

1981 » Brugmansia(Baum-Datura) in Südamerika « *RR2*: 436 – 443

POLLOCK, Steven H.

1975 » The Psilocybin Mushroom Pandemic « *JPD* 7(1): 73 – 84

1975 » The Alaskan Amanita Quest « *JPD* 7(4): 397 – 399

1977 *Magic Mushroom Cultivation* San Antonio: HMRF

POLO, Marco

1907 *Reisen des...*

POPE, H. G.

1969 » *Tabernanthe iboga-an* African Narcotic Plant of Social Importance «, *EB* 23: 174 – 184

PRAETORIUS, Johannes

1979 *Hexen-, Zauber-und Spukgeschichten aus dem Blocksberg* Frankfurt/M.: Insel

PREUSS, K. Th.

1899 » Die Zaubermuster der Ôrang Sêmang in Malâka « *Zeitschrift für Ethnologie* 22: 137 – 197

PROBST, Volker G.

1985 » So reiβt er gerade einen Baumstamm aus... « in RÄTSCH u. PROBST 1985 b: 51 – 84

PRZYBYSZEWSKI, Stanislaw

1979 *Die Synagoge Satans* Berlin: Zerling

QUENSEL, Stephan

1982 *Drogenelend* Frankfurt/M.: Campus

QUEZEDA, Noemi

1975 *Amor y magia amarosa entre los aztecas* México, D. F.: UNAM

RÄTSCH, Christian

1982 » Dicknose ist schon 1500 Jahre alt! « *Comicforum* 4/Dez.: 14

1985a *Argemone mexicana-Food of the Dead* Paper presented at the 2nd annual ARUPA Conference, June 16 – 21, Esalen Institute

1985b *Bilder aus der unsichtbaren Welt* München: Kindler

1985c » Heilige Bäume und halluzinogene Pflanzen « in ders. (Hg.), *Chactun-die Götter der Maya*: Köln: Diederichs

1986a *Die » Orientalischen Fröhlichkeitspillen « und verwandte psychoactive Aphrodisiaka* Berlin: Express

1986b(Hg.) *Das Tor zum inneren Raum: Festschrift zu Albert Hofmanns 80. Geburtstag* Berlin: Express

RÄTSCH, Christian, u. Heinz Jürgen PROBST

    1985a » Eine Inzestgeschichte in der Maya – Folklore « *EA* 21(1); Nr. 108

    1985b *Namaste Yeti* München: Knaur

    1985c » Xtohk'uh: Zur Ethnobotanik der Datura-Arten bei den Maya in Yucatán« *EA* 21(2); Nr. 109: β

RAFFAUF, Robert F.

    1970 » Some Notes on the Distribution of Alkaloids in the Plant Kingdom « *EB* 24(1): 34–38

RANKE-GRAVES, Robert von

    1985a *Griechische Mythologie* Reinbek: Rowohlt

    1985b *Die Weiße Göttin* Reinbek: Rowohlt

RAWSON, Philip

    1974 *Tantra: der indische Kult der Ekstase* München: Knaur

    1977 *Erotic Art of India* New York: Universe

RAWSON, Philip, u. Laszlo LEGEZA

    1974 *Tao: die Philosophie von Sein und Werden* München: Knaur

READ, Bernard E.

    1926 » Gleanings from Old Chinese Medicine « *AMH* 8(1): 16–19

    1976—1977 *Chinese Materia Medica* Taipei: Southern Materials Center

RECHUNG, Rinpoche Jampal Kunzang

    1976 *Tibetan Medicine Illustrated in Original Texts* Berkeley, Los Angeles: University of California Press

REED, Alan, u. Andrew W. KANE

    1972 » Phencyclidine(PCP)« *JPD* 5(1): 8–12

REICHEL-DOLMATOFF, Gerardo

    1971 *Amazonian Cosmos* Chicago, London: University of Chicago Press

REISNER, Robert George

    1962 *Bird: The Legend of Charlie Parker* New York: Citadel

REKO, Victor A.

    1936 *Magische Gifte* Stuttgart: Enke

    1938 *Magische Gifte*(2. Aufl.) Stuttgart: Enke

RICHLIN, Amy

1983 *The Garden of Priapus* New Haven, London: Yale University Press
RIG-VEDA
    1964 *Gedichte aus dem...* Stuttgart: Reclam
RIVA, Anna
    1974 *Voodoo Handbook of Cult Secrets* Toluca Lake, CA: Occult Books
ROFFMAN, Roger A.
    1982 *Marijuana as Medicine* Seattle: Madrona
ROPP, Robert S. de
    1961 *Drugs and the Mind* New York: Grove
    1968 *The Master Game* New York: Dell
    1969 *Sex Energy* New York: Delta
    1985 *Das Meisterspiel* München: Knaur
ROSENBERG, Tobias
    1946 *La serpiente en la medicina y en el folklore* Buenos Aires
    1951 *El spao en el folklore y en la medicina* Buenos Aires: Periplo
ROSENGARTEN, Frederic
    1982 » A Neglected Mayan Galactagogue: Ixbut(*Euphorbia lancifolia*)« *JE* 5: 91 – 112
ROSENTHAL, Ed
    1984 *Marijuana Beer* Berkeley: And/Or Press
ROSEVEAR, John
    1967 *Pot* New York: Lancer
ROSNER, Fred
    1974 *Sex Ethics in the Writings of Moses Maimonides* New York: Block
ROTH, Lutz, Max DAUNDERER u. Kurt KORMANN
    1984 *Giftpflanzen-Pflanzengifte* München: ecomed
ROUHIER, A.
    1927 *Die Hellsehen hervorrufenden Pflanzen* Leipzig: Altmann (Reprint 1986 Express Edition, Berlin)
ROWELL, Margery
    1978 » Plants of Russian Folk Medicine « *Janus* 65: 259 – 282
RUBIN, Vera
    1975 » The › *Ganja* Vision ‹ in Jamaica « in dies. (Hg.): 257 – 266
    1975 (Hg.) *Cannabis and Culture* The Hague: Mouton
RUBIN, Vera, u. Lambros COMITAS
    1976 *Ganja in Jamaica* Garden City, NY: Anchor
RUCK, Carl A.

1982 » The Wild and the Cultivated « *JE* 5(3): 231 –270

1984 siehe WASSON et al.

RUTSCH, Edward S.

1973 *Smoking Technology of the Aborigines of the Iroquios Area of New York State* Rutherford usw.: Fairleigh Dickinson University Press

SAFFORD, William E.

1922 » Daturas of the Old World and New « *Annual Report of the Smithsonian Institution*, 1920: 537 –567

SANDERS, Kevin

1985 » 30-Stunden-Erektion « *Penthouse* Nr. 4/April 65 –68, 196, 200

SANDLER, M., u. G. L. GESSA(Hg.)

1975 *Sexual Behavior-Pharmacology and Biochemistry* New York: Raven

SANFORD, J. H.

1972 » Japan's › Laughing Mushrooms ‹ « *EB* 26: 174 –181

SANGAR, S. P.

1981 » Intoxicants in Mughal India « *IJHS* 16(2): 202 –214

SATOW, Tamio

1931 *Japanisches Geschlechtsleben*, Bd. 2 Leipzig: » Anthropophyteia «

SCANZIANI, Piero

1972 *Amuleti Talismani Gahmahez* Milano: Elvetica Edizioni

SCHEBESTA, Paul

1941 *Die Bambuti-Pygmäen vom Ituri* Brüssel: Georges van Campenhout

SCHEFFER, Kart-Georg

1981 » Coca in Südamerika « *RR* 2: 428 –435

SCHENK, Gustav

1948 *Schatten der Nacht* Hannover: A. Sponholtz

1954 *Das Buch tier Gifte* Berlin: Safari

SCHIDLOF, Berthold

1908 *Das Sexualleben der Australier und Ozeanier* Leipziger Verlag

1925 *Liebe und Ehe bei den Naturvölkern* Berlin: Oestergaard

SCHIVELBUSCH, Wolfgang

1983 *Das Paradies, der Geschmack und die Vernunft* Frankfurt/M. usw.: Ullstein

SCHLEIFFER, H.

1973 *Sacred Narcotic Plants of the New World Indians* New York: Hafner

SCHLOSSER, Alfred

1912 *Die Sage vom Galgenmännlein im Volksglauben und in der Literatur* Münster:

Theissingsche Buchhandlung
SCHMIDBAUER, Wolfgang, u. Jürgen vom SCHEIDT
   1984 *Handbuch der Rauschdrogen* Frankfurt/M.: Fischer
SCHMIDT, Richard
   1911 *Beiträge zur indischen Erotik* Berlin: Barsdorf
SCHMITZ, Rudolf
   1981 » Opium als Heilmittel « *RR* 1: 380 – 385
SCHNEIDER, Wolfgang
   1984 *Biographie und Lebenswelt von Langzeitcannabiskonsumenten* Berlin: Express
SCHOPEN, Armin
   1981 » Das Qāt in Jemen « *RR* 2: 496 – 501
SCHRÖDTER, Willy
   1981 *Pflanzengeheimnisse* Kleinjörl: Schroeder
SCHULTES, Richard Evans
   1940 » Teonanacatl, the Narcotic Mushroom of the Aztecs « *AA* 42: 429 – 443
   1941 *Economic Aspects of the Flora of Northeastern Oaxaca, Mexico* unpublished Ph. D. Thesis
   1970 » The Botanical and Chemical Distribution of Hallucinogens « *Annual Review of Plant Physiology* 21: 571 – 594
   1977 » Mexico and Colombia: Two Major Centres of Aboriginal Use of Hallucinogens « *JPD* 9(2): 173 – 176
   1979 » Solanaceous Hallucinogens and Their Role in the Developement of New World Cultures « in HAWKES et al. (Hg.): 137 – 160
SCHULTES, Richard Evans, u. Albert HOFMANN
   1980a *Pflanzen der Götter* Bern: Hallwag
   1980b *The Botany and Chemistry of Hallucinogens* Springfield: Charles C. Thomas
SCHWARZ-BART, Simone
   1982 *Ti Jean oder die Heimkehr nach Afrika* Wuppertal: Hammer
SCHWENGER, Hannes
   1969 *Antisexuelle Propaganda* Reinbek: Rowohlt
SCHWOB, Marel
   1969 » Das Opiumhaus « in W. PEHNT (Hg.), *Das Spiegelkabinett*: 143 – 150, München: dtv
SCOTT, George Ryley
   1953 *Curious Customs of Sex and Marriage* London: Torchstream
   1967 *Far Eastern Sex Life* New York: AMS Press

SEABROOK, William Bübler

 1982 *Geheimnisvolles Haiti* München: Matthes & Seitz

» IN SEARCH OF AN APHRODISIAC «

 1981 *Anti-Aging News* 1(3): 17 – 21

SELDEN, Gary

 1979 *Aphrodisia* New York: Dutton

SEOANE GALLO, José

 1984 *El folclor medico de Cuba* Havanna: Ciencias Sociales

SERRANO, Miguel

 1982 *EL/ELLA: Das Buch der magischen Liebe* Basel: Sphinx

SETH, S. D. et al.

 1975 *Pharmacodynamics of Musk* New Delhi: Central Council for Research in Indian Medicine and Homoeopathy

SHAH, N. C.

 1982 » Herbal Folk Medicines in Northern India « *JE* 6: 293 – 301

SHARMA, G. K.

 1977 » Ethnobotany and its Significance for Cannabis Studies in the Himalayas « *JPD* 9(4): 337 – 339

 1977 » Cannabis Folklore in the Himalayas « *BML* 25(7): 203 – 215

SHARMA, P. V.

 1981 » Contributions of Śārngadhara in the Field of Materia Medica and Pharmacy « *IJHS* 16(1): 3 – 10

SHEA, Robert, u. Robert Anton WILSON

 1977 *Illuminatus!* (3 Bde.) Reinbek: Rowohlt

SHICK, J. Fred et al.

 1968 » Use of Marijuana in the Haight-Ashbury subculture « *JPD* 1(2): 49 – 66

SHULGIN, Alexander T.

 1970 » Chemistry and Structureactivity Relationships of the Psychotomimetics « in EFRON: 21 – 38

 1981a » Profiles of Psychedelic Drugs 10. DOB « *JPD* 13(1): 99

 1981b » Profiles of Psychedelic Drugs 11. Bufotenine « *JPD* 13(4): 389

SHULGIN, A. T., Thornton SARGENT u. Claudio NARANJO

 1967 » The Chemistry and Psychopharmacology of Nutmeg and Several Related Phenylisopropylamines « in EFRON: 202 – 214

SIEGEL, Ronald K.

 1976 » Herbal Intoxication « *JAMA* 236(5): 473 – 476

1981 » Inside Castaneda's Pharmacy « *JPD* 13(4): 325 – 332

1982a » Cocaine and Sexual Dysfunction: The Curse of Mama Coca « *JPD* 14(1 – 2): 71 – 74

1982b » Cocaine Smoking « *JPD* 14(4): 271 – 359

SILOW, Carl Axel

1977 » Wife Power Medicines Among the Nkoya of Mid-Western Zambia « *Göteborgs Etnografiska Museum Arstryck*, Annals 1976: 11 – 26

SILVERSTONE, Trevor

1981 » The Effects of Psychotropic Drugs on Human Sexual Function « *British Journal of Sexual Medicine* 8 (69): 26 – 28, 44

SIMMONS, Marc

1980 *Witchcraft in the Southwest* Lincoln, London: University of Nebraska Press

SIMPSON, G. E.

1942 » Sexual and Familial Institutions in Northern Haiti « *AA* 44(4): 655 – 674

SKINNER, Charles M.

1911 *Myths and Legends of Flowers, Trees, Fruits, and Plants* Philadelphia, London: Lippincott

SMEDT, Marc de

1981 *Chinesische Erotik* München, Berlin: Herbig

1983 *Das Kamasutra* Fribourg: Liber

SMITH, David E. (Hg.)

1970 *The New Social Drug* Englewood Cliffs, NJ: Prentice Hall

1979 *Amphetamine Use, Misuse and Abuse* Boston: G. K. Hall

SMITH, David E. et al.

1980 » PCP and Sexual Dysfunction « *JPD* 12(3 – 4): 269 – 273

1982 » A Clinical Guide to the Diagnosis and Treatment of Heroin-Related Sexual Dysfunction « *JPD* 14(1 – 2): 91 – 99

1985 » Aphrodisiacs-AKA: Animal Horns, Spanish Fly, Absinthe, Queen-Bee Jelly, MDMA, Oysters « *High Times* Oct.: 30

SMITH, J.

1983 »... caught up into Paradise « *Vital Signs* June'83

SMITH, Roger C.

1986 » The World of the Haight Ashbury Speed Freak « *JPD* 1(2): 172 – 188

SOLOMON, David, u. George ANDREWS(Hg.)

1973 *Drugs & Sexuality* Frogmore: Panther

SOULIE, Bernard

1983 *Japanische Erotik* Fribourg: Liber

STAFFORD, Peter

1971 *Psychedelic Baby Reaches Puberty* New York: Delta

1980 *Enzyklopädie der psychedelischen Drogen* Linden: Volksverlag

1983 *Psychedelics Encyclopedia*, *Revised Edition* Los Angeles: Tarcher

STAFFORD, Peter, u. Bruce EISNER

1984 » Psychedelic Scenarios « *HF* No. 1 : 19

STARCK, Adolf Taylor

1917 *Der Alraun* Baltimore: Furst (Reprint 1986 Express Edition, Berlin)

STARK, Raymond

1980 *The Book of Aphrodisiacs* New York: Stein and Day

1984 *Aphrodisiaka und ihre Wirkung* München: Heyne

STARKS, Michael

1981 *The Fabulous Illustrated History of Psychoactive Plants or Great Grandma's Pleasures* Mason, MI: Loompanics

1981 *Marihuana Potenz* Linden: Volksverlag

STARY, F., u. Z. BERGER

1983 *Giftpflanzen* Hanau: Dausien

STEINMETZ, E. F.

1973 *Kava Kava* San Francisco: Level

STEINSCHNEIDER, Moritz

1971 *Die toxikologischen Schriften der Araber* Hildesheim: Gerstenberg

STENZEL, G.

1747 *De cantharidibus et similibus quoe aphrodisiaca vocantur medicamentis* Vittenbergae

STERN, Bernhard

1903 *Medizin, Aberglaube und Geschlechtsleben in der Türkei* (2 Bde.) Berlin: Barsdorf

STOLL, Otto

1908 *Das Geschlechtsleben in der Völkerpsychologie* Leipzig: Veit

STONE, Andrea

1985 » The Moon Goddess at Naj Tunich « *Mexicon* 7(2): 23 – 30

STRAGE, Mark

1980 *The Durable Fig Leaf* New York: Morrow

STRICKMANN, Michel

1986 *Tao und Medizin* München: Kindler

SUNG-LING, Pu

 1982 *Fräulein Lotosblume* Frankfurt/M.: Fischer

SUPERWEED, Mary Jane

 1969 *Drug Manufacturing for Fun and Profit* San Francisco: Stone Kingdom Syndicate

 1970 *Herbal Highs* San Francisco: Stone Kingdom Syndicate

 1971 *Herbal Aphrodisiacs* San Francisco: Stone Kingdom Syndicate

SURIEU, Robert

 1979 *Persien* München: Heyne (Ars et Amor, Bd. 6)

SZASZ, Thomas S.

 1980 *Das Ritual der Drogen* Frankfurt/M.: Fischer

 1981 » Der Krieg gegen Drogen « *RR* 2: 752 – 759

TABOR, Edward

 1970 » Plant Poisons in Shakespeare « *EB* 24(1): 81 – 94

TÄSCHNER, Karl-Ludwig

 1981 *Haschisch-Traum und Wirklichkeit* Wiesbaden: Akademische Verlagsanstalt

TÄSCHNER, Karl-Ludwig, u. Werner RICHTBERG

 1982 *Kokain-Report* Wiesbaden: Adademische Verlagsanstalt

TANNAHILL, Reay

 1983 *Kulturgeschichte der Erotik* Frankfurt/M. nsw.: Ullstein

TART, Charles T.

 1971 *On Being Stoned* Palo Alto, CA: Science and Behavior Books

TAYLOR, Norman

 1963 *Narcotics: Natur's Dangerous Gifts* New York: Delta

THAKKUR, Chandrasekhar G.

 1977 *Ayurveda* Freiburg i. Br.: Bauer

THIRLEBY, Ashley

 1982 *Das Tantra der Liebe* Frankfurt/M. usw.: Ullstein

 1983 *Tantra-Reigen der vollkommenen Lust* München: Scherz

THOMPSON, C. J. S.

 1897 *The Mystery and Romance of Alchemy and Pharmacy* London: Scientific Press

 1929 *The Mystery and Art of the Apothecary* Philadelphia: Lippincott

 1934 *The Mystic Mandrake* London: Rider

 1946 *Magic and Healing* London: Rider

THOMSON, Wiliam A. R. (Hg.)

 1978 *Heilpflanzen und ihre Kräfte* Bern: Colibri

TISSERAND, Robert
    1977 *The Art of Aromatherapy* Saffron Walden: C. W. Daniel
TOUW, Mia
    1981 » The Religious and Medicinal Uses of *Cannabis* in China, India and Tibet « *JPD* 13(1): 23 – 34
TOWLE, Margaret A.
    1961 » The Ethnobotany of Pre-Columbian Peru « *VFPA* 30
TRAORE, Dominique
    1965 *Comment le noir se soignet-t-il? ou médicine et magie Africaines* Paris: Présence Africaine
TÜRCKE, Christoph
    1983 » Luthers Geniestreich: Die Rationalisierung der Magie « in: ders. u. F. W. POHL, *Heilige Hure Vernunft*: 9 – 74, Berlin: Wagenbach
UDUPA, K. N., u. S. N. TRIPATHI
    1983 *Natürliche Heilkräfte* Eltville: Rheingauer Verlagsgesellschaft
URCHS, Ossi
    1985 *Ein ganz besonderer Rausch* MS
VALNET, Jean
    1982 *The Practice of Aromatherapy* New York: Destiny
VENINGA, Louise
    1973 *The Ginseng Book* Felton, CA: Big Trees Press
VERRILL, A. Hyatt
    1939 *Wonder Plants and Plant Wonders* New York, London: Appleton
VESTAL, Paul A.
    1952 *Ethnobotany of the Ramah Navaho* Cambridge: Peabody Museum
VIOLA, Severino
    1979 *Piante medicinali e velenose della flora italiana* Milano: Edizioni Artistiche Maestretti
VÖLKER, Klaus(Hg.)
    1976 *Künstliche Menschen* München: dtv
VOGEL, Virgil
    1973 *American Indian Medicine* New York: Ballantine
VOGT, Donald D.
    1981 » Absinthium: a Nineteenth-Century Drug of Abuse « *JE* 4(3): 337 – 342
VOIGT, Hermann P.
    1982 *Zum Thema*: *Kokain* Basel: Sphinx

VON HAGEN, Victor W.

    1979 *Die Wüstenkönigreiche Perus* Bergisch Gladbach: Lübbe

WAGNER, Rudolf G.

    1981 » Das Han-shi Pulver « *RR* 1: 320 – 323

WALKER, Morton u. Joan

    1983 *Sexual Nutrition* New York: Coward-McCann

WALTON, Alan Hull

    1956 *Love Recipes Old and New* London: Torchstream

    1958 *Aphrodisiacs: From Legend to Prescription* Westport: Associated Booksellers

WASSON, R. Gordon

    1973 *Soma-Divine Mushroom of Immortality* New York: Harcourt B. Jovanovich

WASSON, R. Gordon, Carl A. P. RUCK u. Albert HOFMANN

    1984 *Der Weg nach Eleusis* Frankfurt/M.: Insel

WATTS, Alan W.

    1965 *The Joyous Cosmology* New York: Vintage

WEDECK, Harry E.

    1961 *Dictionary of Aphrodisiacs* New York: Philosophical Library

    1963 *Love Potions* New York: Philosophical Library

    1966 *A Treasury of Witchcraft* New York: Citadel

WEIL, Andrew

    1967 » Nutmeg as a Psychoactive Drug « in EFRON: 188 – 201

    1975 » The Green and the White « *JPD* 7 (4): 401 – 413

    1976 » The Love Drug « *JPD* 8 (4): 335 – 337

    1977 » Some Notes on *Datura* « *JPD* 9(2): 165 – 169

WEIL, Andrew, u. Winifred ROSEN

    1983 *Chocolate to Morphine* Boston: Houghton Mifflin

WEISS, Gerald

    1972 » Campa Cosmology « *Ethnology* 11 (2): 157 – 172

WELLS, Brian

    1974 *Psychedelic Drugs* Baltimore: Penguin

WENIGER, B. et al.

    1982 » Plants of Haiti Used as Antifertility Agents « *JE* 6(1): 67 – 84

WEYERS, Wolfgang

    1982 *Die Empfehlung in der Selbstmedikation* Heusenstamm: Keppler

WILKE, Wolfgang

    1984 » Ecstasy: Die neue Liebespille « *Tango* 2(6): 34 – 36

WILLIS, Paul
    1981 » *Profane Culture* « Frankfurt/M.: Syndikat
WILSON, Robert Anton
    1973 *Sex & Drugs* Chicago: Playboy Press
    1984 *Ist Gott eine Droge oder haben wir sie nur falsch verstanden* Basel: Sphinx
    1985 *Der neue Prometheus* Basel: Sphinx
WITTERS, Weldon L., u. Patricia JONES-WITTERS
    1975 *Drugs and Sex* New York, London: Macmillan
WLISLOCKI, Heinrich von
    1891 *Volksglaube und religiöser Brauch der Zigeuner* Münster: Aschendorffsche Buchhandlung
WOLFE, Barnard
    1980 *The Daily Life of a Chinese Courtesan Climbing up a Tricky Ladder with A Chinese Courtesan's Dictionary* Hongkong: Learner's Bookstore
WOLFF, J. F.
    1726 *Dissertatio de Philtris* Wittenberg
YOUNG, Gordon
    1984 » Chocolate: Foods of the Gods « *National Geographic* 166(5): 664 - 687
ZAMORE, Robert, u. Ary EBROIN
    1980 *Vertus et Secrets des Plantes Medicinales des Antilles* (14 Bde.) Pointe a Pitre
ZIMMER, Heinrich
    1984 *Indische Mythen und Symbole* Köln: Diederichs
ZURFLUH, Werner
    1983 *Quellen der Nacht* Interlaken: Ansata

鸣　谢

大多数催欲药物都要感谢渴求壮阳的愿望，本书的大部分文字也要感谢一位男士。

但就像最大的欢愉产生于最亲密的接触——那么在这里，大多数的思想产生于一位女性的细腻。我们的感谢首先献给催欲药物，是它丰富了我们的生活。没有它我们加工书稿时就会缺少乐趣和满足感。这期间我们发现，催欲药物的功效，是在它最不需要的时候最好。比如说在为它写一本书的时候。

很多我们只是在文献中知道的人，我们应该感谢他们的启发和语录。把自己的性爱经历公布于众的无名试验者们，也理应受到我们的尊敬和感激。我们特别要感谢艾莉森·贝利·肯尼迪（Alison Bailey Kennedy），是她带领我们穿行色彩斑斓的思想长廊，并为我们提供了珍贵的文献资料（特别要感谢 High Frontiers and Metaflux Programming）。民族医学和民族意识研究所为我们开放了他们的数据库。

阿尔贝特·施韦泽大药房（科隆—波克勒蒙德）的里娅·乌尔克斯（Ria Urchs）在收集资料方面为我们提供了大力帮助。

玛莉昂（Marion）和哈特穆特·吕施（Hartmut Ruesch）一直在我们身边协助整理书稿，并为我们带来很多新鲜力量。

没有罗灵·特策纳斯（Rollin Thezenas）的帮助和特别的悟性，

在瓜德鲁普的实地考察是不可能完成的。

我们的所有朋友，他们的思想和书面意见，都是这本《伊索尔德的魔汤》的重要调料，我们再次表示感谢：他们是 Hari Bhakta Acharya, Claus Biegert, Viviane Dagonia, Gabriele Droege, Wolfram Eberhard, Mme. Lucielle Géolier, Stanislav Grof, Nicolai K. Grube, Ruth-Inge Heinze, Sigi P. A. Hoehle, Albert Hofmann, Juergen Kolb, Locia, 'man Lo, Jeff Mark, Gary Martin, Ralph Metzner, Claidio Narajo, Nirmol 和 Anupa ma, Sebastian Ruetsch, Milo Schmidt, Simone Schwarz-Bart, R. U. Sirius, Peter Staffort, Michel Strickmann, Akos Tatar, Ossi Urchs, Barbara Woy 以及 Isabella Zimmermann。

这本书如果没有湿婆、帕尔瓦蒂的圣光照耀和神灵的仙草也是无法完成的。我们希望，有关催欲药物的知识及对其正确的使用，会给人带来欢愉和快乐。伊索尔德的魔汤将继续制作下去，因为"一切欢愉都渴望永恒"。

新知
文库

01 《证据：历史上最具争议的法医学案例》［美］科林·埃文斯 著　毕小青 译
02 《香料传奇：一部由诱惑衍生的历史》［澳］杰克·特纳 著　周子平 译
03 《查理曼大帝的桌布：一部开胃的宴会史》［英］尼科拉·弗莱彻 著　李响 译
04 《改变西方世界的 26 个字母》［英］约翰·曼 著　江正文 译
05 《破解古埃及：一场激烈的智力竞争》［英］莱斯利·罗伊·亚京斯 著　黄中宪 译
06 《狗智慧：它们在想什么》［加］斯坦利·科伦 著　江天帆、马云霏 译
07 《狗故事：人类历史上狗的爪印》［加］斯坦利·科伦 著　江天帆 译
08 《血液的故事》［美］比尔·海斯 著　郎可华 译　张铁梅 校
09 《君主制的历史》［美］布伦达·拉尔夫·刘易斯 著　荣予、方力维 译
10 《人类基因的历史地图》［美］史蒂夫·奥尔森 著　霍达文 译
11 《隐疾：名人与人格障碍》［德］博尔温·班德洛 著　麦湛雄 译
12 《逼近的瘟疫》［美］劳里·加勒特 著　杨岐鸣、杨宁 译
13 《颜色的故事》［英］维多利亚·芬利 著　姚芸竹 译
14 《我不是杀人犯》［法］弗雷德里克·肖索依 著　孟晖 译
15 《说谎：揭穿商业、政治与婚姻中的骗局》［美］保罗·埃克曼 著　邓伯宸 译　徐国强 校
16 《蛛丝马迹：犯罪现场专家讲述的故事》［美］康妮·弗莱彻 著　毕小青 译
17 《战争的果实：军事冲突如何加速科技创新》［美］迈克尔·怀特 著　卢欣渝 译
18 《口述：最早发现北美洲的中国移民》［加］保罗·夏亚松 著　暴永宁 译
19 《私密的神话：梦之解析》［英］安东尼·史蒂文斯 著　薛绚 译
20 《生物武器：从国家赞助的研制计划到当代生物恐怖活动》［美］珍妮·吉耶曼 著　周子平 译
21 《疯狂实验史》［瑞士］雷托·U. 施奈德 著　许阳 译
22 《智商测试：一段闪光的历史，一个失色的点子》［美］斯蒂芬·默多克 著　卢欣渝 译
23 《第三帝国的艺术博物馆：希特勒与"林茨特别任务"》［德］哈恩斯–克里斯蒂安·罗尔 著　孙书柱、刘英兰 译
24 《茶：嗜好、开拓与帝国》［英］罗伊·莫克塞姆 著　毕小青 译
25 《路西法效应：好人是如何变成恶魔的》［美］菲利普·津巴多 著　孙佩妏、陈雅馨 译
26 《阿司匹林传奇》［英］迪尔米德·杰弗里斯 著　暴永宁、王惠 译

27	《美味欺诈：食品造假与打假的历史》	[英]比·威尔逊 著　周继岚 译
28	《英国人的言行潜规则》	[英]凯特·福克斯 著　姚芸竹 译
29	《战争的文化》	[以]马丁·范克勒韦尔德 著　李阳 译
30	《大背叛：科学中的欺诈》	[美]霍勒斯·弗里兰·贾德森 著　张铁梅、徐国强 译
31	《多重宇宙：一个世界太少了？》	[德]托比阿斯·胡阿特、马克斯·劳讷 著　车云 译
32	《现代医学的偶然发现》	[美]默顿·迈耶斯 著　周子平 译
33	《咖啡机中的间谍：个人隐私的终结》	[英]吉隆·奥哈拉、奈杰尔·沙德博尔特 著　毕小青 译
34	《洞穴奇案》	[美]彼得·萨伯 著　陈福勇、张世泰 译
35	《权力的餐桌：从古希腊宴会到爱丽舍宫》	[法]让-马克·阿尔贝 著　刘可有、刘惠杰 译
36	《致命元素：毒药的历史》	[英]约翰·埃姆斯利 著　毕小青 译
37	《神祇、陵墓与学者：考古学传奇》	[德]C. W. 策拉姆 著　张芸、孟薇 译
38	《谋杀手段：用刑侦科学破解致命罪案》	[德]马克·贝内克 著　李响 译
39	《为什么不杀光？种族大屠杀的反思》	[美]丹尼尔·希罗、克拉克·麦考利 著　薛绚 译
40	《伊索尔德的魔汤：春药的文化史》	[德]克劳迪娅·米勒-埃贝林、克里斯蒂安·拉奇 著　王泰智、沈惠珠 译
41	《错引耶稣：〈圣经〉传抄、更改的内幕》	[美]巴特·埃尔曼 著　黄恩邻 译
42	《百变小红帽：一则童话中的性、道德及演变》	[美]凯瑟琳·奥兰丝汀 著　杨淑智 译
43	《穆斯林发现欧洲：天下大国的视野转换》	[英]伯纳德·刘易斯 著　李中文 译
44	《烟火撩人：香烟的历史》	[法]迪迪埃·努里松 著　陈睿、李欣 译
45	《菜单中的秘密：爱丽舍宫的飨宴》	[日]西川惠 著　尤可欣 译
46	《气候创造历史》	[瑞士]许靖华 著　甘锡安 译
47	《特权：哈佛与统治阶层的教育》	[美]罗斯·格雷戈里·多塞特 著　珍栎 译
48	《死亡晚餐派对：真实医学探案故事集》	[美]乔纳森·埃德罗 著　江孟蓉 译
49	《重返人类演化现场》	[美]奇普·沃尔特 著　蔡承志 译
50	《破窗效应：失序世界的关键影响力》	[美]乔治·凯林、凯瑟琳·科尔斯 著　陈智文 译
51	《违童之愿：冷战时期美国儿童医学实验秘史》	[美]艾伦·M. 霍恩布鲁姆、朱迪斯·L. 纽曼、格雷戈里·J. 多贝尔 著　丁立松 译
52	《活着有多久：关于死亡的科学和哲学》	[加]理查德·贝利沃、丹尼斯·金格拉斯 著　白紫阳 译
53	《疯狂实验史Ⅱ》	[瑞士]雷托·U. 施奈德 著　郭鑫、姚敏多 译
54	《猿形毕露：从猩猩看人类的权力、暴力、爱与性》	[美]弗朗斯·德瓦尔 著　陈信宏 译
55	《正常的另一面：美貌、信任与养育的生物学》	[美]乔丹·斯莫勒 著　郑嬿 译

56	《奇妙的尘埃》[美]汉娜·霍姆斯 著　陈芝仪 译	
57	《卡路里与束身衣：跨越两千年的节食史》[英]路易丝·福克斯克罗夫特 著　王以勤 译	
58	《哈希的故事：世界上最具暴利的毒品业内幕》[英]温斯利·克拉克森 著　珍栎 译	
59	《黑色盛宴：嗜血动物的奇异生活》[美]比尔·舒特 著　帕特里曼·J.温 绘图　赵越 译	
60	《城市的故事》[美]约翰·里德 著　郝笑丛 译	
61	《树荫的温柔：亘古人类激情之源》[法]阿兰·科尔班 著　苜蓿 译	
62	《水果猎人：关于自然、冒险、商业与痴迷的故事》[加]亚当·李斯·格尔纳 著　于是 译	
63	《囚徒、情人与间谍：古今隐形墨水的故事》[美]克里斯蒂·马克拉奇斯 著　张哲、师小涵 译	
64	《欧洲王室另类史》[美]迈克尔·法夸尔 著　康怡 译	
65	《致命药瘾：让人沉迷的食品和药物》[美]辛西娅·库恩等 著　林慧珍、关莹 译	
66	《拉丁文帝国》[法]弗朗索瓦·瓦克 著　陈绮文 译	
67	《欲望之石：权力、谎言与爱情交织的钻石梦》[美]汤姆·佐尔纳 著　麦慧芬 译	
68	《女人的起源》[英]伊莲·摩根 著　刘筠 译	
69	《蒙娜丽莎传奇：新发现破解终极谜团》[美]让-皮埃尔·伊斯兰鲍茨、克里斯托弗·希斯·布朗 著　陈薇薇 译	
70	《无人读过的书：哥白尼〈天体运行论〉追寻记》[美]欧文·金格里奇 著　王今、徐国强 译	
71	《人类时代：被我们改变的世界》[美]黛安娜·阿克曼 著　伍秋玉、澄影、王丹 译	
72	《大气：万物的起源》[英]加布里埃尔·沃克 著　蔡承志 译	
73	《碳时代：文明与毁灭》[美]埃里克·罗斯顿 著　吴妍仪 译	
74	《一念之差：关于风险的故事与数字》[英]迈克尔·布拉斯兰德、戴维·施皮格哈尔特 著　威治 译	
75	《脂肪：文化与物质性》[美]克里斯托弗·E.福思、艾莉森·利奇 编著　李黎、丁立松 译	
76	《笑的科学：解开笑与幽默感背后的大脑谜团》[美]斯科特·威姆斯 著　刘书维 译	
77	《黑丝路：从里海到伦敦的石油溯源之旅》[英]詹姆斯·马里奥特、米卡·米尼奥-帕卢埃洛 著　黄煜文 译	
78	《通向世界尽头：跨西伯利亚大铁路的故事》[英]克里斯蒂安·沃尔玛 著　李阳 译	
79	《生命的关键决定：从医生做主到患者赋权》[美]彼得·于贝尔 著　张琼懿 译	
80	《艺术侦探：找寻失踪艺术瑰宝的故事》[英]菲利普·莫尔德 著　李欣 译	
81	《共病时代：动物疾病与人类健康的惊人联系》[美]芭芭拉·纳特森-霍洛威茨、凯瑟琳·鲍尔斯 著　陈筱婉 译	
82	《巴黎浪漫吗？——关于法国人的传闻与真相》[英]皮乌·玛丽·伊特韦尔 著　李阳 译	

83	《时尚与恋物主义：紧身褡、束腰术及其他体形塑造法》[美]戴维·孔兹 著　珍栎 译
84	《上穷碧落：热气球的故事》[英]理查德·霍姆斯 著　暴永宁 译
85	《贵族：历史与传承》[法]埃里克·芒雄–里高 著　彭禄娴 译
86	《纸影寻踪：旷世发明的传奇之旅》[英]亚历山大·门罗 著　史先涛 译
87	《吃的大冒险：烹饪猎人笔记》[美]罗布·沃乐什 著　薛绚 译
88	《南极洲：一片神秘的大陆》[英]加布里埃尔·沃克 著　蒋功艳、岳玉庆 译
89	《民间传说与日本人的心灵》[日]河合隼雄 著　范作申 译
90	《象牙维京人：刘易斯棋中的北欧历史与神话》[美]南希·玛丽·布朗 著　赵越 译
91	《食物的心机：过敏的历史》[英]马修·史密斯 著　伊玉岩 译
92	《当世界又老又穷：全球老龄化大冲击》[美]泰德·菲什曼 著　黄煜文 译
93	《神话与日本人的心灵》[日]河合隼雄 著　王华 译
94	《度量世界：探索绝对度量衡体系的历史》[美]罗伯特·P.克里斯 著　卢欣渝 译
95	《绿色宝藏：英国皇家植物园史话》[英]凯茜·威利斯、卡罗琳·弗里 著　珍栎 译
96	《牛顿与伪币制造者：科学巨匠鲜为人知的侦探生涯》[美]托马斯·利文森 著　周子平 译
97	《音乐如何可能？》[法]弗朗西斯·沃尔夫 著　白紫阳 译
98	《改变世界的七种花》[英]詹妮弗·波特 著　赵丽洁、刘佳 译
99	《伦敦的崛起：五个人重塑一座城》[英]利奥·霍利斯 著　宋美莹 译
100	《来自中国的礼物：大熊猫与人类相遇的一百年》[英]亨利·尼科尔斯 著　黄建强 译